EL SECRETO
PARA REVERTIR LA
DIABETES
TIPO II

Rudy Kachmann, MD

Publicado por Rudy Kachmann, M.D. Kachmann Media, LLC
www.KachmannMindBody.com

ISBN-13: 978-1467937252

ISBN-10: 1467937258

Gary Ritter, Editor

Impreso en los Estados Unidos de Norteamérica

CONTENIDO

INTRODUCCIÓN

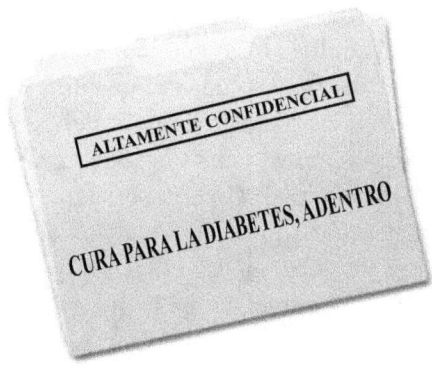

La Diabetes Tipo II se presenta debido al exceso de grasa en la sangre, lo que cambia la forma en que tu cuerpo responde a la insulina. Tu médico puede prescribirte medicamentos o que hagas grandes cambios en tu estilo de vida.

Si no se trata, podría empeorar y quitarte la vista, o peor aún, tu vida. Ya sabes que este no es el camino correcto.

La diabetes tipo II es insidiosa, y daña silenciosamente los delicados capilares y vasos sanguíneos, y al mismo tiempo produce señales difíciles de detectar. En las últimas etapas de la enfermedad hay ceguera, enfermedad vascular, infartos y accidentes cerebrovasculares, mayor riesgo de cáncer, enfermedades de la piel, enfermedad renal terminal, neuropatía diabética y demencia. Durante aproximadamente 10 años de pre diabetes, nada de esto puede notarse. Un ataque súbito al corazón o una glucosa elevada en la sangre pueden ser los primeros síntomas de algo que ha estado presente de 5 a 15 años.

Hecho:
90% de los diabéticos tipo II se convierten en diabéticos tipo I.

Con la lectura de este libro, estás dando un gran paso para detener un complejo proceso de enfermedad que afecta a todos los órganos y sistemas de tu cuerpo. A diferencia de otros libros del mercado que te enseñan a vivir una vida más saludable con diabetes, te estamos enseñando a vivir una vida sin diabetes.

Siento que podemos liberarnos de esta enfermedad en un periodo de 30 a 90 días, en el 90% de los casos.

El Dr. Franklin House escribió un famoso libro «El Milagro en 30 Días.» Él cree que puede ayudarte en 30 días y lo ha venido haciendo durante 30 años.

Por Qué Se Puede Revertir la Diabetes Tipo II

Los malos hábitos alimenticios y un estilo de vida sedentario contribuyen a la mayoría de los casos de diabetes en los EE.UU. A pesar de que una vez se la llamó "diabetes del adulto", los niños y adolescentes de hoy son los segmentos de pacientes de más rápido crecimiento. De hecho, se estima que uno de cada tres niños nacidos después del 2000 contraerán la diabetes en el transcurso de sus vidas. Y todo debido a comer en exceso, el sobrepeso y la obesidad. Creo en milagros — en que la curación por el toque de una mano puede producir milagros que desafían las leyes de la física. Pero también en milagros que el conocimiento científico pueda explicar, como el caso de mi vecino, Nathan. Su médico internista le dijo que le quedaban sólo algunos meses de vida, debido a su insuficiencia cardíaca grave, asociada a la diabetes tipo II sin tratar.

Él se olvidó por completo de su sentencia de muerte y siguió mi plan para revertir la diabetes tipo II, siguiendo una dieta de nutrientes de alta densidad y haciendo ejercicio. Y revirtió su diabetes tipo II. Él mejoró su máxima capacidad aeróbica con caminatas ligeras y aumentó su masa muscular levantando pesas.

Eso fue hace años. Hoy Nate y yo jugamos tenis juntos. Su fracción de eyección, es decir, la capacidad de bombeo de su corazón es de 50 %, lo que significa que ya no tiene insuficiencia cardíaca.

La introducción de los monitores hogareños de glucosa en sangre, las estrategias nutricionales, y las mejores terapias para la presión arterial han disminuido la tasa de mortalidad de las personas que viven con diabetes. A pesar de nuestra tecnología de punta, potentes prescripciones, y la disminución global de la tasa de mortalidad por diabetes, el 30% de los estadounidenses aún morirán por complicaciones asociadas con la diabetes tipo II, con frecuencia antes de llegar a los 60 años.

La mayoría de estas complicaciones son totalmente evitables mediante cambios adecuados en el estilo de vida. Tu azúcar en la sangre es normal ahora con tu diabetes, sencillamente no va a hacerlo conmigo.

Quiero que te liberes de tu diabetes, quiero quitarte ese peso de la espalda y que vivas hasta los 100 años con una mente clara.

Tenemos al menos 30 millones de diabéticos tipo II y otros 50 millones listos para contraerla. Tres cuartas partes de los diabéticos morirán de enfermedad vascular, un proceso inflamatorio crónico que engrosa las arterias, pero que también compromete el flujo sanguíneo hacia las piernas, y los órganos más vulnerables del cuerpo, el corazón, los riñones y el cerebro. Los diabéticos sufren ataques al corazón y accidente cerebrovascular con cuatro veces mayor frecuencia que quienes no tienen la enfermedad. Estos son eventos irreversibles, que cambian la vida. Las células del cerebro y del corazón no pueden regenerarse significativamente.

Una de las armas más obvias pero menos utilizadas de nuestro arsenal curativo es la terapia nutricional, alimentos con alta densidad de nutrientes, —todos lo que puedas comer— sin hacer dieta, lo que implica privaciones y pasar hambre, cosa que no funciona.

Mi plan para revertir la diabetes tipo II está enfocado a una forma de comer vegetariana, con densidad de nutrientes, que aprovecha los beneficios de los fitoquímicos saludables para el corazón, 20.000 de ellos, ácidos grasos omega-3, granos enteros, carbohidratos de bajo índice glucémico, verduras, legumbres y frutas. Sin contar calorías, pero comiendo hasta que estés satisfecho.

Todas las células necesitan oxígeno y azúcar para transferir sustancias químicas necesarias para la producción de energía y la biosíntesis de materiales celulares. La sensibilidad a la insulina es crítica para la diabetes. Te enseñaremos qué significa la resistencia a la insulina.

Rara vez conozco a un diabético que sepa o tenga alguna idea de lo que es. Evidentemente, esa es culpa del médico; después de todo, el término significa maestro. Los médicos deben ser maestros. La comprensión de la regulación del metabolismo y los alimentos da una excelente oportunidad de cambiar el proceso de la enfermedad, mediante la alimentación correcta y el ejercicio.

Fuera de Sintonía con la Biología

Mientras los estadounidenses sigan engordando y enfermándose en el transcurso de las siguientes décadas, la cantidad de muertes relacionadas con la diabetes tipo II va a crecer, incluso aunque la enfermedad no tenga por qué existir.

Uno de los estudios de mayor duración sobre nutrición y diabetes encontró que los diabéticos tipo II que consumen muchas frutas y verduras, cereales integrales y grasas saludables para el corazón, como el pescado, pero evitan las fuentes de proteínas grasas como la carne roja, podían reducir el azúcar en la sangre lo suficiente como para eliminar el uso de medicamentos para la diabetes.

El mismo estudio comparó los resultados con otro grupo de diabéticos que comían una dieta baja en grasas, con abundantes frutas y verduras y sin enfatizar las grasas saludables ni los niveles más bajos de azúcar en la sangre, comparados con otros grupos que sí preferían esas grasas.

Nuestro alejamiento de los alimentos enteros cambió la salud de nuestra nación. La obesidad y la diabetes tipo II son desconocidas o raras en las naciones orientales, africanas y sudamericanas. Ellos comen frutas y vegetales feculentos como el arroz, el trigo, las papas, el maíz y los frijoles, que son los principales alimentos básicos.

Los efectos promotores de salud de estos alimentos van de acuerdo con, y no en contra, de nuestro destino biológico, mientras que la mayoría de los alimentos procesados que se venden en los supermercados tiene menos de una década de existencia.

A esos alimentos se los ha despojado de su fibra y sólo tienen azúcar. Lamentablemente, la dieta de los estadounidenses consiste de grasa, sal y azúcar, y nos está matando.

A los alimentos procesados se les ha quitado la fibra; el filtro propio de nuestro cuerpo, y tienen más grasas y azúcares añadidos que los que producen los alimentos naturales en el cuerpo. Además, los alimentos sin fibra son menos satisfactorios, más engordantes y tienden a aumentar nuestra glucosa en la sangre e insulina.

La dieta estadounidense nos está enfermando y va totalmente en contra de la biología humana. Los sistemas metabólico, neurológico, endocrino y digestivo de nuestros cuerpos no han cambiado en millones de años, pero nuestra forma de alimentarnos sí ha cambiado de manera radical a lo largo del último siglo y nuestros cuerpos no se han adaptado a ella de manera saludable.

Somos líderes mundiales en enfermedad vascular, ataque cardíaco accidente cerebrovascular, cáncer, demencia y enfermedades autoinmunes.

Unos 75 años atrás, antes de la epidemia de la diabetes tipo II, dos tercios de nuestras proteínas provenían de alimentos vegetales. Hoy los estadounidenses obtienen el 70% de sus proteínas de la carne—el doble del promedio mundial. La carne es el elemento principal de la mesa de la cena norteamericana. La dieta norteamericana promedio también incluye una generosa porción de carne roja, un vegetal salado y frito saturado de queso o mantequilla y un postre de helado con alto contenido de grasa, pastel o tarta. Con frecuencia, la crema agria o una freidora llena de grasa estropean los beneficios para la salud de la venerable papa americana.

La cantidad de proteína, grasa saturada, sal y azúcar disponibles en la cena promedio es el doble, triple y a veces hasta el cuádruple de la cantidad requerida en una sola comida. Fácilmente comemos comidas de

1000 calorías y postres de 500. El consumo de esta triste dieta día tras día eleva el azúcar en la sangre, la presión sanguínea y el colesterol malo, mecanismos inflamatorios conocidos que influyen en el desarrollo de la obesidad, hipertensión, diabetes y enfermedad vascular.

Durante las últimas décadas, mientras crecía fuertemente la cantidad de pacientes diabéticos, también crecieron mi propio conocimiento y conciencia nutricional.

Finalmente, decidí escribir un libro que le enseñaría a cualquier persona enfrentando la diabetes cómo usar el metabolismo de los alimentos para revertir el proceso de la enfermedad. Los alimentos pueden ser nuestra medicina. Tú puedes ser tu propio páncreas, y regular la cantidad de insulina secretada por lo que comes.

La diabetes Tipo II es un complejo problema autoinmune, del sistema nervioso, digestivo y metabólico que afecta a la totalidad del organismo, pero no es una enfermedad terminal; es una enfermedad que tiene que ver con la dieta. Es una enfermedad de estilo de vida, y el ejercicio, o la falta de éste, juegan un papel importante.

Factores Clave en la Diabetes Tipo II

Las hormonas, los neurotransmisores, nutrientes y citoquinas —proteínas que produce el sistema inmunitario y que controlan la información—son algunos de los complejos factores biológicos que tienen importancia en la diabetes. La insulina es una hormona que tiene múltiples funciones. Transporta el azúcar, la glucosa, desde la sangre hasta las células para usarse como combustible y fuerza el almacenamiento de la grasa dietética en las células grasas. Nuestro cerebro depende de la glucosa para funcionar correctamente. Cuando comemos un postre que eleva el nivel de glucosa en la sangre, el páncreas libera una oleada de insulina para restablecer los niveles normales de glucosa. La caída súbita de la glucosa en la sangre dispara nuevamente señales de hambre; vamos al refrigerador y el ciclo se repite.

El consumo de alimentos con una alta carga glucémica puede conducir a las adicciones alimentarias, a comer en exceso y a la obesidad, que pueden dañar las células del páncreas, y provocar el desarrollo de la diabetes.

La inflamación es otro factor clave en la diabetes. Ahora, los investigadores están diciendo que la grasa visceral, que crece en y alrededor de nuestros órganos internos, libera ácidos grasos que promueven la inflamación y disminuyen la sensibilidad a la insulina.

En otras palabras, el aumento de peso por comer alimentos de alto índice glucémico también contribuye al proceso de la enfermedad. La obesidad es una doble desgracia y el factor más importante que interviene en el desarrollo de la pre diabetes, o «resistencia a la insulina».

La Organización Mundial de la Salud, OMS, estima que más de 220 millones de personas en todo el mundo padecen de diabetes. Y es probable que la cifra sea más del doble para el 2030. Las personas obesas, las que tienen mayor estrés laboral, un estilo de vida sedentario y una historia familiar de diabetes son las más susceptibles.

Perspectiva Mente y Cuerpo

Nuestro libro enfoca el tema del peso y la enfermedad desde una perspectiva integradora «mente-cuerpo» Una tendencia común, especialmente en los EE.UU., es sobreestimar la influencia de la genética y subestimar la influencia de la mente sobre el comportamiento. Si tu madre o padre, tía o tío desarrollaron diabetes, entonces es más que probable que tú también la tengas. Los genes pueden influir en la probabilidad de desarrollar una enfermedad, pero los genes pueden activarse o desactivarse según tu forma de vida y lo que comas.

Tú eres el factor clave en el desarrollo de la diabetes tipo II. Tus procesos de pensamiento, comportamiento y emociones generan sustancias químicas — serotonina y otros neurotransmisores como las endorfinas— que promueven sentimientos pacíficos de confianza. Cómo pensamos, lo que comemos, con quiénes pasamos el tiempo y cómo manejamos el estrés, todo afecta nuestras emociones y nuestra salud con el transcurso del tiempo.

Una de mis metas como médico y autor es reorientar a los pacientes de las prescripciones hacia el auto cuidado. En 60 días, los diabéticos que sigan mi plan empezarán a sentirse mejor y casi toda la diabetes habrá desaparecido más o menos en ese tiempo.

Los alimentos integrales y grasas saludables para el corazón interactúan bien con las células de tu cuerpo, y producen una forma de sentir notablemente diferente. Los alimentos de bajo índice glucémico, densos en nutrientes que reducen el apetito, los carbohidratos complejos, los carbohidratos de bajo índice glucémico son algunos de los alimentos más saludables que podemos comer.

Los alimentos grasos y la proteína de la carne roja aumentan tu apetito. Aunque la pérdida de peso o revertir la diabetes no sean tus metas, nuestro enfoque promueve la salud y el bienestar de cualquier persona.

Esa es la mayor esperanza para los pacientes y sus familias —que la diabetes tipo II se revierta en 60 días en el 90% de los casos. Se trata de lo que comas y cuánto ejercicio hagas.

Es difícil cambiar los hábitos alimenticios arraigados. Es más probable que hagas cambios si un oyente empático y afectuoso presta atención a tus necesidades emocionales, de manera que te aliento a embarcarte en el viaje hacia una mejor salud con alguien que te apoye.

Tus papilas gustativas pueden cambiar completamente en 30 a 60 días. Mi gusto por las grasas ha desaparecido totalmente, y generalmente tengo diarrea si como una hamburguesa. Ya no deseo ese tipo de comidas.

También te motivarás para cambiar al ver y sentir el cambio de tu cuerpo. Que los pequeños cambios te alienten. Medio kilo por semana está muy bien. Tu vida y tus seres queridos dependen de lo que estés dispuesto a hacer por tu salud.

Mi objetivo es dar poder a las personas con información que puede prolongar o salvar su vida, o la de un ser querido. Empecemos a trabajar.

Proporción de la Epidemia Diabetes Tipo II

Hasta 1997, la Asociación Americana de la Diabetes caracterizaba a la diabetes tipo II como una enfermedad de ancianos. Hoy, la epidemia de adultos, adolescentes e incluso niños obesos llevó a la Asociación a revocar el término «diabetes del adulto», dado que el aumento de la diabetes está directamente relacionado con la tasa de obesidad.

En 1958, menos de dos millones de estadounidenses tenían diabetes. Actualmente, cerca del 10%, o 30 millones de estadounidenses tienen el diagnóstico de diabetes. Y millones más ni siquiera saben que la tienen.

Al menos 50 millones de personas tienen síndrome metabólico, el precursor de la diabetes tipo II, y a veces de la tipo I.

La genética desempeña un papel en el desarrollo de la diabetes tipo II; los afroamericanos, los mexicanos-americanos, y los micronesianos son los que más la padecen. Los inmigrantes de Latinoamérica, África, Sudeste Asiático y el Caribe enfrentan un riesgo mayor de desarrollar la enfermedad cuando se mudan a Estados Unidos, lo que significa que también influyen los factores ambientales —la triste, loca y tóxica dieta estadounidense.

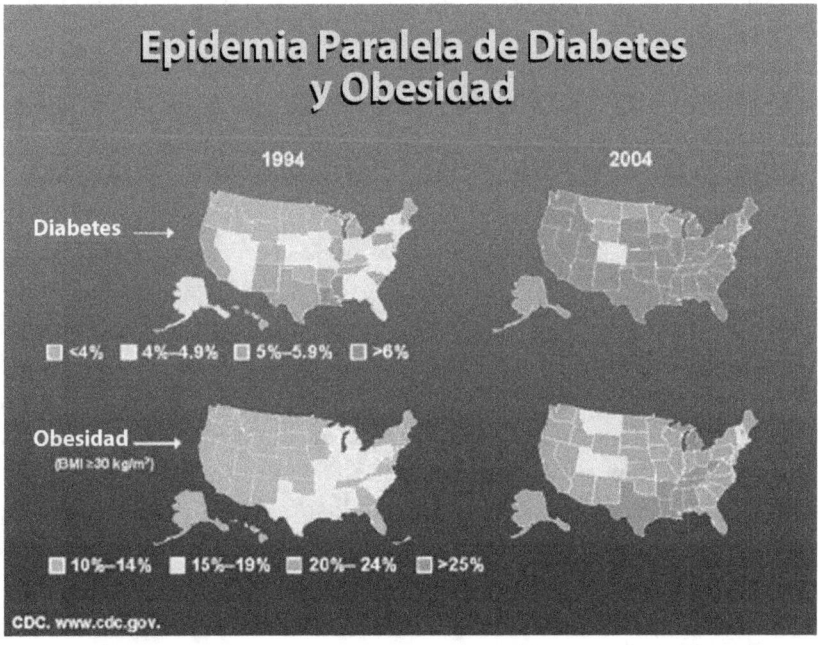

Epidemia Paralela de Diabetes y Obesidad

1994 — 2004

Diabetes ⟶

■ <4% ■ 4%–4.9% ■ 5%–5.9% ■ >6%

Obesidad ⟶
(BMI ≥30 kg/m²)

■ 10%–14% ■ 15%–19% ■ 20%–24% ■ >25%

CDC. www.cdc.gov.

Francine Kaufman, una endocrinóloga pediátrica y la ex presidente de la Asociación Americana de Diabetes, le echa la culpa de la epidemia de diabetes a «Una estructura económica que hace que sea más barato comer papas fritas que fruta», y a la industria alimenticia y los medios masivos, que tientan a los niños a comer las comidas incorrectas y a comerlas en exceso.

Debo decir, sin embargo, que he estudiado cuidadosamente el costo de los alimentos. De hecho, creo que los buenos alimentos son más baratos.

La editora de salud del *New York Times*, Jane E. Brody, señaló que un estudio de 15 años de duración publicado en *The Lancet* apoya el punto de vista de la Dra. Kaufman. «Un equipo encabezado por el Dr. Mark A. Pereira de la Universidad de Minnesota estudió los hábitos alimenticios de 3000 jóvenes adultos encontró que el aumento de peso y el desarrollo de la pre diabetes estaban directamente relacionados con la insalubre comida rápida.»

Los estadounidenses están pagando el precio por el exceso de porciones extra grandes y los estilos de vida sedentarios.

Una Enfermedad de la Dieta

La diabetes afecta la manera en que nuestros cuerpos digieren la comida para obtener energía. Nuestros cuerpos descomponen los alimentos en glucosa, una forma de azúcar en la sangre.

La glucosa es la principal fuente de combustible para el cuerpo, especialmente para el cerebro. Los diabéticos no pueden regularla; nuestro páncreas secreta insulina para llevar la glucosa a las células, donde puede ser usada como energía, o almacenada en forma de glicógeno en el hígado o los músculos.

En la diabetes tipo II, la glucosa y las grasas permanecen en el torrente sanguíneo y, con el tiempo, dañan los nervios, los órganos vitales y los vasos sanguíneos, especialmente las sensibles células endoteliales que cubren las paredes de las arterias.

La Obesidad y la Diabetes Tipo II van de la mano. La grasa visceral genera sustancias bioactivas que promueven la resistencia a la insulina y la inflamación, que afectan a todas las células del cuerpo. La inflamación crónica puede provocar incluso más daño que la placa al endotelio de las arterias.

Cuando el páncreas produce un exceso de insulina, se elevan los niveles de los triglicéridos y eso puede provocar que las arterias se contraigan, disminuyendo el flujo de sangre al corazón, cerebro y riñones, y aumentando el riesgo de embolia pulmonar, ataque cardíaco y accidente cerebrovascular.

El exceso de glucosa también contribuye a la neuropatía y a la enfermedad vascular periférica, que puede terminar en ceguera y amputación de las extremidades inferiores.

La diabetes tipo I y la tipo II también son la causa de una condición llamada nefropatía diabética, que es la causa principal de las amputaciones en los Estados Unidos.

También es común que un diabético necesite diálisis. La enfermedad vascular es la causa principal de las muertes por diabetes. La tasa de mortalidad es de dos a cuatro veces más alta en adultos con diabetes que en los que no tienen la enfermedad.

Los Diferentes Tipos de Diabetes

Hay dos tipos de diabetes. Incluso algunos hablan de un tercer tipo, la demencia. La diabetes tipo I aparece frecuentemente durante la niñez o adolescencia y la contrae un niño de padre, hermano o hermana con diabetes. En el tipo I, el sistema inmunológico destruye las células beta que producen insulina en el páncreas y eso hace que los pacientes dependan de inyecciones frecuentes de insulina para mantener el azúcar en la sangre bajo control. Se desconoce la causa, pero se cree que es una reacción autoinmune o un virus. Cuando la enfermedad está fuera de control, los diabéticos pueden tener síntomas como sed, la necesidad de orinar frecuentemente, hambre, pérdida de peso, visión borrosa, debilidad y fatiga, irritabilidad e infecciones frecuentes.

Los diabéticos tipo I tienden a ser delgados. Cuando el páncreas no produce insulina, las células no pueden usar el azúcar como energía. En cambio, el cuerpo quema grasa para obtener energía. Hace un siglo, los niños diabéticos insulino-dependientes tenían una corta vida. Sin embargo, hoy pueden vivir una vida normal si reciben insulina, hacen ejercicio y siguen una dieta sana. Sólo alrededor del 5 al 10% de las personas con diabetes tienen el tipo I. Los que tienen el tipo II pueden desarrollar tipo I si no controlan su diabetes tipo II con una alimentación correcta y ejercicio.

La diabetes tipo II, que no es insulino-dependiente aparece con más frecuencia en personas mayores de 40 años, pero los médicos están diagnosticando cada vez más a personas jóvenes con este desorden. La diabetes tipo II representa el 90% de todos los casos en Estados Unidos, y frecuentemente en adultos con sobrepeso y personas sedentarias.

El riesgo de diabetes tipo II es 1,6 veces mayor tanto para los negros como los blancos de edad similar, y dos veces mayor para los mexicano-americanos y los nativos americanos. Y se produce por el gen heredado a lo largo de la evolución.

Un diabético tipo II produce un exceso de insulina, y el cuerpo desarrolla resistencia a ella. Resistencia a la insulina significa que la insulina no puede llegar al interior de las células para producir o almacenar energía. Dado que las células no están obteniendo la insulina que necesitan, el páncreas produce cada vez más para compensar, lo que produce niveles anormalmente altos de azúcar e insulina en el torrente sanguíneo.

La diabetes tiene efectos significativos en el cuerpo y puede provocar serias complicaciones, incluyendo la amputación de las extremidades inferiores, enfermedad renal, deterioro cognitivo, demencia, muerte prematura por apoplejía, ataque de corazón, insuficiencia cardíaca o renal. La diabetes es la séptima causa de mortalidad en los Estados Unidos.

Los pacientes que hacen pequeños cambios de estilo de vida, pueden evitar las complicaciones de la enfermedad. Si bien las medicinas pueden ser necesarias, seguir un plan puede revertir la enfermedad, al menos el 90% de las veces, en 60 días.

Una Cura Nutritiva

Puedes reducir tus probabilidades de desarrollar diabetes tipo II manteniendo un peso normal y evitando los alimentos de alto índice glucémico, como los carbohidratos refinados y el azúcar. Estos alimentos estimulan al páncreas para secretar insulina.

Los alimentos contienen tres tipos principales de nutrientes: carbohidratos, proteínas y grasas. Los carbohidratos complejos provienen de las plantas como las frutas, verduras, legumbres y cereales. La fibra de los carbohidratos complejos disminuye el colesterol, retarda la absorción de glucosa y controla la velocidad de la digestión.

Si sigues las recomendaciones de la pirámide de alimentos del Ministerio de Agricultura de los Estados Unidos—seis a 11 porciones de trigo refinado, pan, arroz y pasta—estarás comiendo una dieta rica en hidratos de carbono simples y extremadamente baja en nutrientes, la misma triste dieta que produce nuestra epidemia de obesidad, síndrome metabólico, diabetes y enfermedad vascular, desde el principio.

Un estudio realizado en el 2007 en la Universidad de Harvard mostró que las personas que comían cereales integrales regularmente, tenían un tercio menos de probabilidades de desarrollar síndrome metabólico o enfermedad vascular, comparadas con las que los comían con poca frecuencia.

Las personas con sobrepeso tienen un riesgo mucho mayor de diabetes, porque, como aprendimos, eso interfiere con la capacidad del cuerpo de utilizar la insulina.

Los defensores de la dieta de Atkins y otras de alto contenido de proteínas afirman que su enfoque para bajar de peso es especialmente bueno para las personas con diabetes. El Consejo de nutrición de la Asociación Americana del Corazón replicó: "Una dieta muy alta en proteínas es especialmente riesgosa para los pacientes con diabetes, porque puede acelerar el progreso, incluso durante periodos cortos, de la enfermedad renal diabética."

Las dietas altas en proteína restringen las opciones de carbohidratos y son liberales con las de proteína, aunque la carne, especialmente el tocino, contiene grasas saturadas que obstruyen las arterias y colesterol. Estas dietas tampoco ofrecen una variedad de alimentos densos en nutrientes, especialmente los carbohidratos complejos feculentos necesarios para retardar la digestión y cubrir adecuadamente las necesidades nutricionales.

Control de la Diabetes

Los médicos consideran que un nivel de azúcar en sangre en ayunas de 125 es dudoso o pre diabético; uno de 145 puede ser una diabetes establecida. Los diabéticos Tipo II generalmente tienen presión alta, y colesterol HDL bajo (usualmente menos de 35), y el nivel de colesterol bueno, o triglicéridos, superior a 250.

Su médico debe ordenar un perfil de lípidos y repetir la prueba de glucosa en ayunas antes de hacer un diagnóstico definitivo. Y como los niveles de azúcar en la sangre varían a lo largo del día, pedir análisis de sangre «Hemoglobina A1C o hemoglobina glucosilada».

El análisis HBA1Cmide el nivel de azúcar unido a tus glóbulos rojos durante un periodo de tres a cuatro meses, la vida media de un glóbulo rojo. Si no tienes un control estricto de tu diabetes, tus glóbulos rojos acumularán azúcar.

El tratamiento más importante para la diabetes es controlar los niveles de glucosa en la sangre por medio de una sana nutrición, ejercicio y análisis regulares de glucosa en la sangre.

Si los cambios de estilo de vida no son suficientes, podrás necesitar medicación diaria e inyecciones de insulina. Haz todo lo posible por evitar eso. La diabetes tipo II es, en gran medida, una enfermedad provocada por la nutrición y el estilo de vida.

Un dietista o nutricionista puede brindar una ayuda invalorable al desarrollar un plan de alimentación personalizado basado en mi libro *El Secreto de No Hacer Dieta* y la asesoría de tu médico.

La respuesta es una dieta vegetariana densa en nutrientes y el ejercicio. Después de todo, no estás haciendo modificaciones temporales, este es un compromiso de por vida.

Aprender a prevenir o tratar la hipoglucemia, si ocurriese, es un tema de seguridad vital para hablar con tu doctor. Más adelante detallaremos más los síntomas.

A las personas que han sido diagnosticadas recientemente, generalmente se les pide que lleven un diario para hacer un seguimiento de sus calorías, carbohidratos y grasas, pero yo también les recomiendo a los pacientes que registren sus sentimientos mientras se adaptan a su nueva normalidad.

También es valioso usar las técnicas mente-cuerpo recomendadas en el capítulo previo, especialmente cuando haces cambios importantes en tu vida.

Varios estudios apoyan la afirmación que la resistencia a la insulina y la diabetes tienen una fuerte relación con el exceso de peso. Por ejemplo, el programa de prevención de la diabetes patrocinado por el Instituto Nacional de la Salud estudió a más de 3000 adultos estadounidenses en riesgo de desarrollar diabetes tipo II debido a la obesidad y niveles elevados de azúcar en la sangre. Los investigadores descubrieron que sólo pequeños cambios en el estilo de vida, incluyendo bajar de 3 a 6 kilos de peso y 30 minutos de ejercicio cinco veces por semana, reducen el riesgo de diabetes un 58%. La clave para tener en cuenta es que incluso una modesta pérdida de peso y el ejercicio pueden demorar, si no prevenir o revertir la diabetes en muchas personas que asumen la excelente tarea de cambiar sus vidas.

El Diagnóstico de la Diabetes Tipo I y Tipo II

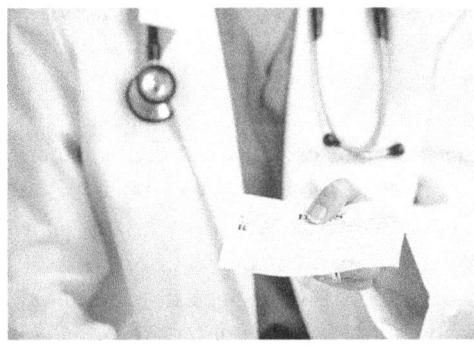

La diabetes tipo I, por supuesto, se presenta mucho más en gente joven. Se piensa que es un ataque viral o autoinmune en el páncreas. El problema es la falta de insulina para llevar azúcar a la sangre para energía.

La segunda causa más común de la diabetes tipo I, que es mucho más prevalente, es una complicación de la diabetes tipo II. Debido a la resistencia a la insulina y la producción de grandes cantidades de insulina para tratar de introducirse en la célula para energía; las células beta del páncreas se desgastan y ahora también tienes diabetes tipo I. 90% de los diabéticos tipo II se convierten en diabéticos tipo I.

Síntomas Comunes de la Diabetes Tipo I.

- Hambre excesiva
- Orina excesiva
- Apetito voraz
- Pérdida de peso significativa
- Sed excesiva

Es posible que si te diagnosticaron diabetes, haya sido mediante un análisis de glucosa en sangre en ayunas. Ayunaste durante la noche, o por lo menos ocho horas, y tu azúcar en la sangre fue de 126 miligramos /dL o más.

Si eres un diabético tipo II debes haber tenido otras complicaciones de la pre-diabetes desde hace años. No te convertiste en diabético de la noche a la mañana, especialmente si tienes la tipo II.

Quizás hasta el 50% de las células beta de tu páncreas ya hayan desaparecido. Tal vez tengas que añadir la diabetes tipo I a la tipo II si no cambias tus hábitos alimenticios.

Allí es donde entra la insulina sérica. Me parece que sólo los asesores en estilo de vida piden ese análisis. Ese análisis detecta la resistencia a la insulina.

Los niveles elevados de insulina, mucho antes de diagnosticar la diabetes. Hace pocos días lo vi en un paciente. Lo estaba tratando por un problema de la espalda y él ya lo había superado.

Luego lo examiné más concienzudamente.

Incluso como neurocirujano, vi que evidentemente tenía síndrome metabólico —obesidad, cuerpo en forma de manzana, gran barriga, superior a 100 cm, hipertensión, y antecedentes familiares.

La mayoría de sus análisis de sangre eran casi normales; no había signos de insulina sérica. Le diagnostiqué pre diabetes y con esto pude haberle salvado la vida, o por lo menos, agregarle 20 años. Predice el futuro.

Los médicos rara vez checan la insulina sérica, así que si ves que tienes síndrome metabólico, hazte el análisis inmediatamente.

Si tu azúcar en la sangre es mayor de 140 después de una comida de tamaño normal, hay una gran posibilidad de que desarrolles diabetes dentro de cinco años, a menos que cambies tu estilo de vida.

Si este análisis da un resultado anormal, hazte uno de glucosa en sangre en ayunas, o uno de insulina sérica para confirmarlo. Una insulina sérica superior a seis micro unidades indica resistencia a la insulina. Un resultado alto de un análisis de azúcar en la sangre después de una comida, significa que el páncreas está agotado.

A esta altura, ya tienes niveles altos de azúcar e insulina, las características de la resistencia a la insulina.

El Dr. Seelye dice que si tienes un amigo, un hombre con medida de cintura superior a los 100 cm, o mujer con medida de cintura superior a los 88 cm, le pidas que se haga analizar el azúcar después de comer y podrás estar haciéndole un gran favor.

Un nivel de azúcar mayor de 140 dos horas después de una comida indica pre diabetes en la gran mayoría de los casos. En el 95% de los casos es estrictamente una enfermedad de estilo de vida y puede evitarse.

Se ha detectado diabetes tipo II en estadounidenses hasta de tres años de edad —no es infrecuente— y hoy los adolescentes tienen un futuro terrible si no se hace nada.

A veces es difícil decir si el mayor problema es el tipo I o el tipo II y se puede dilucidar con un análisis de péptidos C sérico. Una cantidad significativa recomienda un análisis de tolerancia a la glucosa.

Bebes 75 g de una solución azucarada y esperas dos horas, sin beber y sin hacer ejercicio. Un nivel de azúcar en la sangre superior a 140 indica diabetes. 100-140 indica pre diabetes.

Un resultado normal del análisis de azúcar en ayunas es menor de 100. 126 y más indica diabetes, de 100 a 126 indica pre diabetes.

Recomiendo especialmente solicitar otro análisis antes de confirmar el diagnóstico. Esto afecta el costo de tu seguro de salud, tu seguro de vida y tus planes para encararlo. Principalmente, recomiendo sólo dos análisis. Digo, hazte un análisis de azúcar en la sangre en ayunas, uno de tolerancia a la glucosa, uno de insulina sérica y HB A1C. Entonces tendrás la certeza. El diagnóstico de diabetes es muy serio y si puede cambiarse con modificaciones de estilo de vida, debes poner manos a la obra inmediatamente; de lo contrario tendrás que pagar un alto precio en el futuro y, probablemente, antes de lo que pienses.

Hemoglobina A1C

El análisis principal para evaluar tu progreso es el de hemoglobina A1C. También puede usarse para diagnosticar la diabetes, o al menos resulta útil.

Debería realizarse cada seis meses, o incluso cada tres, si tu dieta, medicación o salud en general han estado cambiando. Te dará un marco de referencia. La Asociación Americana de Diabetes dice que la A1C debe ser menor a 7%. Si puedes bajar más de peso, te recomendaría que sea alrededor del 6%.

Sólo una minoría de gente con diabetes en los Estados Unidos ha logrado alcanzar un resultado de A1C menor a 7%.

Un típico medicamento oral para la diabetes baja la A1C un punto o un poco menos, en promedio. El efecto de una buena dieta en la A1C varía, dependiendo de lo bueno que sea tu control cuando la empiezas, si la sigues correctamente y cuánto peso excesivo puedas bajar. Tus resultados también se verán afectados por el ejercicio, la genética y otros factores.

Las mayores bajas han sido de tres o cuatro puntos en seis meses aproximadamente. Y se ven en personas cuyos niveles de A1C eran altos desde el principio, digamos de nueve o diez. Una persona cuya A1C esté en el rango de siete u ocho probablemente no logre una baja promedio de más de uno o dos puntos. Las personas que siguen bajando de peso más allá de este tiempo pueden lograr una baja mayor, suponiendo que no estén ya en un rango normal.

Cuanto más alta sea tu A1C, mayor será tu riesgo de tener problemas circulatorios. La evidencia sugiere que mantener baja la A1C es especialmente importante para la salud de tus ojos y riñones y para prevenir la neuropatía.

Desde el punto de vista de tu corazón, un aumento de un punto en la escala de la A1C, de 7 a 8 u 8 a 9, aumenta un 20% el riesgo de problemas cardíacos a lo largo de una década.

Lo que nos dicen estas cifras es que la A1C es importante y que hay que bajarla a toda costa. Pero la A1C no es la única clave para la buena salud. Para impedir que la diabetes ataque tu corazón y vasos sanguíneos, también deberás concentrarte en tu presión arterial, colesterol, y peso.

Resistencia a la Insulina

El verdadero enemigo en la diabetes tipo II es la resistencia a la insulina. Nuestro cuerpo requiere energía-ATP-adenosina trifosfática. Es el combustible que mueve la maquinaria de nuestro cuerpo. Algunas células, músculos, neuronas, requieren mucha más energía que otras. El azúcar provee la energía que viene de la digestión de los alimentos, generalmente, carbohidratos.

La comida empieza a descomponerse con las sustancias químicas, la saliva de tu boca y las enzimas. Las enzimas y los ácidos continúan descomponiéndola en el estómago, los intestinos, y eventualmente terminan como azúcar entrando a la corriente sanguínea. En este momento el páncreas inicia su trabajo, calcula el nivel de energía que el cuerpo necesita y secreta insulina de acuerdo con el nivel de azúcar en sangre. La función de la insulina es abrir la puerta de la célula para que penetre el azúcar y junto con el oxígeno se convierta en la molécula de energía ATP. La insulina se adhiere a un receptor (de los cuales hay miles en una sola célula) en la superficie de la célula, y envía mensajes al interior de la misma para que ésta abra la vía y permita la entrada del azúcar. Un mensajero en el interior de la célula da la orden para dar el acceso al azúcar.

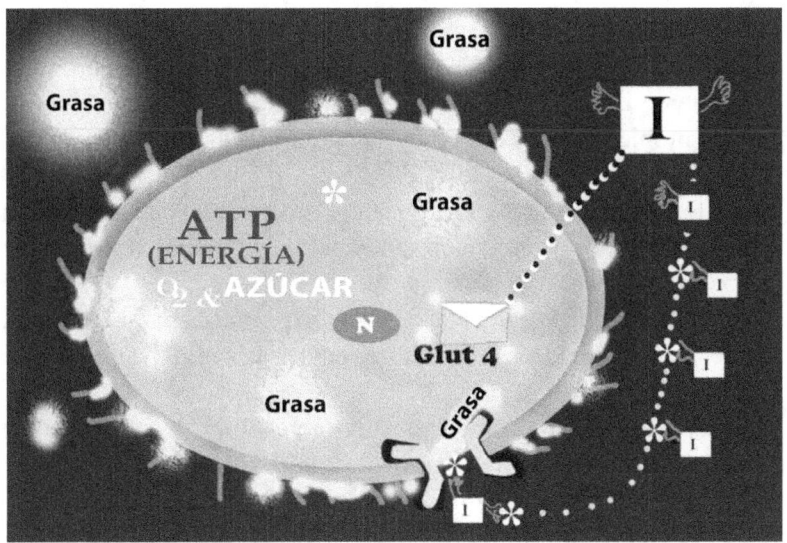

Las investigaciones sugieren que la causa fundamental de la resistencia a la insulina es una ruptura en la señalización intracelular. La insulina es un mensajero químico. Envía señales a las proteínas llamadas transportadoras de Glut-4, que deciden dentro de la célula elevarse a la membrana celular, donde capturan la glucosa y la introducen.

La resistencia a la insulina ocurre porque la grasa provoca que el receptor se torne pegajoso y las células no reciben el mensaje. No pueden tocar en la puerta de la célula.

El páncreas responde enviando más insulina. Cada vez son más los que tocan a la puerta, a veces hasta una cantidad excesiva. El azúcar eventualmente se introduce en la célula pero el nivel de insulina permanece alto en la sangre, lo que le provoca mucho daño al cuerpo, causando inflamación y ateroesclerosis.

Esta es la explicación del Tipo II de diabetes y la resistencia a la insulina, no obstante la resistencia de la insulina por sí misma, además de causar diabetes II tiene muchos otros efectos en el cuerpo, además de la diabetes.

Con el tiempo, el páncreas se desgasta y las células beta empiezan a morir y ahora ya tienes también el tipo I de diabetes, que requerirá inyecciones de insulina.

Ya no generas suficiente insulina y la tienes que tomar externamente, incluyendo medicamentos orales. Ahora, ya estás con inyecciones y píldoras u otras maneras de recibir insulina.

La resistencia a la insulina te causa más problemas que la diabetes. Provoca obesidad, hipertensión, colesterol alto, bajo colesterol HDL, alto colesterol LDL, enfermedades vasculares graves o menos graves, embolias, problemas en corazón, y también ciertos tipos de cáncer en ciertos tipos de cáncer como la enfermedad ovárica policística. Alrededor de 60 millones de personas en los Estados Unidos, probablemente tengan síndrome metabólico y resistencia a la insulina y lo ignoren. Desconocen su futuro.

Más de dos tercios de los diabéticos con quienes hablo no tienen idea de lo que es la resistencia a la insulina ni cuál es la causa. Esto es una falla de la profesión médica.

La responsabilidad recae en las enfermeras y los doctores que están educando adecuadamente a sus pacientes, no hay excusa. ¿Cómo puede motivarse un paciente para cambiar sus hábitos? Haciéndole saber cuál es la causa del problema y que les pasará si no lo corrigen.

Todos nos motivamos de diferente manera. El punto: escribí un libro acerca de esto: El Secreto de la Motivación para el Bienestar. Puede requerir conferencias, videos, terapia de grupo; pueden ver videos mientras esperan consulta. Yo tengo CDs y DVDs para que mis pacientes se los puedan llevar a casa y continuar su proceso educativo.

No hace falta cirugía de cerebro para saber que en la forma de comer está la respuesta.

Un doctor me dijo que los pacientes no quieren cambiar. Está terriblemente equivocado. Cuando te preocupas por ellos y los educas adecuadamente, muchos seguirán el programa para lograr su bienestar. Créeme, mucha gente eventualmente lo entenderá y lo intentará. Comes la comida correcta y desaparecerá la diabetes tipo II en alrededor de 60 días en el 80% al 90% de los casos.

El Dr. Raven de la Universidad de Stanford ha sido el líder mundial en el estudio de la resistencia a la insulina. Él discute la relación entre la resistencia a la insulina, hipertensión, obesidad, lípidos altos, LDL bajo, LDL alto y tolerancia a la glucosa y lo llamó El Síndrome Metabólico, el síndrome X de resistencia a la insulina o el Síndrome del Dr. Raven. Él dice que el problema es mucho más grave que el Tipo II de diabetes. Cerca de 75 millones de personas tienen síndrome metabólico, 10% al 20% desarrollarán la diabetes tipo II. La resistencia a la insulina es un predictor muy exacto de enfermedades vasculares, tan bueno como el incremento de triglicéridos, HDL bajo, o LDL alto. El 50% de la gente con hipertensión presenta resistencia a la insulina.

La glucosa puede adherirse a las proteínas en la sangre y puede producir lo que se conoce como AGE´s. Estos se depositan en el cerebro y en los glóbulos rojos y causan demencia y enfermedades vasculares.

Una complicación del nivel alto de azúcar en la sangre es una enfermedad en los vasos sanguíneos menores, especialmente en diabéticos. Cuando hay demasiada azúcar circulando puede obstruir los vasos sanguíneos pequeños por varios métodos diferentes. El metabolismo de los azúcares aumenta los radicales libres; el azúcar se adhiere a las proteínas y a otros compuestos dañinos y lesionan los vasos sanguíneos de ojos, riñones, cerebro y extremidades, causando daño significativo. Las enfermedades vasculares en el riñón pueden provocar insuficiencia renal. Si esto sucede en los nervios, puede llevar a una neuropatía diabética, una enfermedad caracterizada por dolor, entumecimiento y debilidad que puede provocar daños en las extremidades incluyendo amputaciones, obviamente un problema muy serio. Si los vasos sanguíneos están obstruidos, no llegará energía a los nervios para utilizarse y estaremos ante un cuadro de neuropatía diabética. Cuando la cadena de abastecimiento se rompe, el nervio se daña. Los síntomas se desarrollarán incluyendo sensación de quemadura, adormecimiento, dolor y parálisis. Los síntomas pueden confundirse con problemas de columna, discos desgarrados y estenosis. El dolor puede ser muy agudo.

La enfermedad de los vasos sanguíneos menores provocada por altos niveles crónicos de azúcar en la sangre, puede afectar la circulación en extremidades, resultando en amputaciones y rupturas de la piel. Las infecciones son comunes y muchas de ellas no sanan del todo.

Las deformaciones de pies son comunes en diabéticos, resultando en intervenciones quirúrgicas complejas y dolorosas, gangrena y eventualmente amputaciones. En la población diabética cientos de miles de amputaciones se llevan al cabo cada año en los Estados Unidos. La diabetes también afecta los vasos sanguíneos mayores involucrados del corazón, cerebro y extremidades superiores. Un 65% de las personas con diabetes mueren de un ataque cardiaco repentino.

Más del 90% de lo anterior puede evitarse comiendo los alimentos apropiados, por lo que hay una gran esperanza para todos.

COME ALIMENTOS DE BAJO ÍNDICE GLUCÉMICO

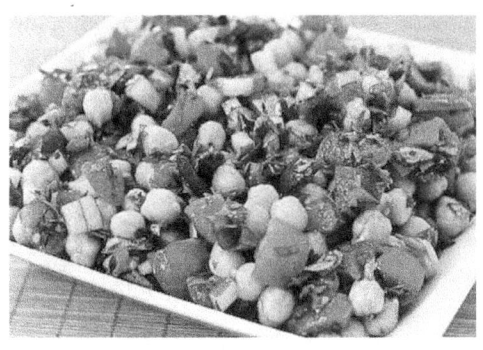

Años atrás, se les daban pautas dietéticas a los pacientes y se les indicaba que comieran carbohidratos complejos y que evitaran los azúcares simples. Los carbohidratos complejos son alimentos con cadenas largas de azúcares que toman más tiempo para digerirse.

En los buenos tiempos pasados, estaba generalmente aceptado que había dos tipos de carbohidratos. Los carbohidratos simples son una o dos moléculas de azúcar que rápidamente se transforman en glucosa, entran a la corriente sanguínea velozmente, y producen un pico acelerado de la glucosa en la sangre, |-acompañado por un aumento de la insulina. Los alimentos de este grupo no sólo incluyen los azúcares de todo tipo, sino también los productos de cereales que han sido procesados y despojados de su fibra, como la harina blanca, el arroz blanco, y muchos cereales.

Los carbohidratos complejos, que incluyen los cereales enteros, frijoles y legumbres, verduras, y frutas, están compuestos por muchas moléculas de azúcar adheridas o encadenadas entre sí. Sus azúcares se liberan más lentamente en la corriente sanguínea, un proceso que se retarda más todavía por el contenido de fibra en estos alimentos, y producen un aumento gradual, más sostenido, del azúcar en la sangre.

Sin embargo, investigaciones realizadas durante los últimos 20 años por el Dr. David Jenkins y sus colegas en la Universidad de Toronto, le añadieron un giro al concepto de los carbohidratos simples, «el índice glucémico». La Universidad de Toronto fue el origen de muchos de los excelentes trabajos sobre la diabetes, y el descubrimiento de la insulina en 1922.

El índice glucémico indica la velocidad a la que se libera el azúcar de los alimentos que comes, algo vital para un diabético.

Hoy hablé con una paciente diabética en el consultorio, y nadie le había mencionado la importancia del índice glucémico. Deberíamos utilizarlo todos los días, para determinar cuán saludables son los alimentos que estamos comiendo.

¿Cómo se puede ser un diabético que cumpla con las indicaciones, si no educamos al paciente sobre la importancia del índice lucémico? Esto surge en todas las reuniones con el paciente, créeme. Eventualmente la conocerán. Ella dijo, «Mis niveles de azúcar son perfectos,» pero le recordé que de todos modos tiene diabetes tipo II, una enfermedad potencialmente curable mediante los hábitos alimenticios correctos.

El índice se determina alimentando a un voluntario con una cantidad determinada de comida, y luego comprobando el azúcar sanguíneo repetidamente durante algunas horas para ver con qué velocidad se eleva el azúcar. El pan blanco, por ejemplo, un caso en que tus enzimas pueden descomponer el alimento rápidamente, porque las cadenas de azúcares son simples, es un alimento de alto índice glucémico.

En cambio, al comer pan integral de centeno, hacen falta muchas enzimas y más tiempo para descomponer las cadenas de moléculas de azúcar, y el nivel de azúcar en la sangre aumenta lentamente.

Entonces, el pan blanco es un alimento de alto índice glucémico, mientras que el pan integral de centeno es de bajo índice glucémico. El objetivo del índice glucémico es permitirnos clasificar los alimentos en una escala para ayudarnos a elegir los mejores.

Generalmente, con un puntaje de 55 e inferior se considera que un alimento es de bajo índice glucémico. Por encima de ese valor, están los de índice moderado y alto.

El índice glucémico (IG) es una clasificación de los carbohidratos en una escala de 0 a 100, según la velocidad a la que elevan los niveles de azúcar en la sangre después de comerlos. Los alimentos con alto IG son los que se digieren y absorben rápidamente y producen fluctuaciones marcadas en los niveles de azúcar en la sangre.

Los alimentos de IG bajo, debido a su digestión y absorción lentas, producen un aumento gradual de los niveles de azúcar e insulina, y brindan beneficios comprobados para la salud.

Se ha comprobado que las dietas de bajo IG mejoran tanto los niveles de glucosa como los de lípidos en las personas con diabetes (tipos I y II). También son beneficiosas para el control de peso porque ayudan a moderar el apetito y retrasar el hambre. Las dietas de bajo IG también reducen los niveles y la resistencia a la insulina.

Investigaciones recientes de la Escuela de Salud Pública de Harvard indican que los riesgos de enfermedades como la diabetes tipo II y la enfermedad coronaria están muy relacionados con el IG de la dieta. En 1999, la Organización Mundial de la Salud (OMS) y la Organización para la Alimentación y la Agricultura (FAO) recomendaron que los habitantes de los países industrializados basaran sus dietas en alimentos de bajo IG, para prevenir la prevalencia de las enfermedades más comunes, como la enfermedad coronaria cardíaca y la obesidad.

Una buena página web para averiguar el índice glucémico de los alimentos que estás comiendo es www.glycemicindex.com.

Si tienes diabetes tipo II, todos los alimentos con carbohidratos empujarán un poco el índice glucémico, pero recomendamos un 60% de alimentos de bajo IG, 20% de proteína, 20% de grasa, especialmente ácidos grasos esenciales, frutos secos, pescado, etc. Por lo tanto, no necesitas evitar los carbohidratos; sólo tienes que elegir los correctos. También las cantidades cuentan; las zanahorias pueden tener un índice glucémico superior al promedio pero, de nuevo, sólo necesitas una pequeña cantidad, así que no afecta. Si evitas el arroz, los frijoles y las pastas, y te llenas de pollo, huevos y carne, estarás peor. Evitar la grasa es la clave: alimentos grasosos hoy- resistencia a la insulina mañana.

La pasta, de hecho, tiene un IG bajo, especialmente si no se cocina de más. Por supuesto, la pasta está hecha con harina, así que puedes pensar que podría producirte un aumento de tu azúcar, pero generalmente no es así. Los espaguetis tienen un buen puntaje en el Índice, están calificados con 48 puntos; pero tienes que tener cuidado con la salsa.

Todo tiene que ver con el horneado. La levadura hace que el pan se eleve, y hay algunos «bolsillos» de aire. Cuando se hornea el pan, se forman diminutos bolsillos de aire. Tus enzimas descomponen rápidamente esas moléculas del pan y tu azúcar aumenta velozmente. Incluso con el pan de trigo integral sucede eso.

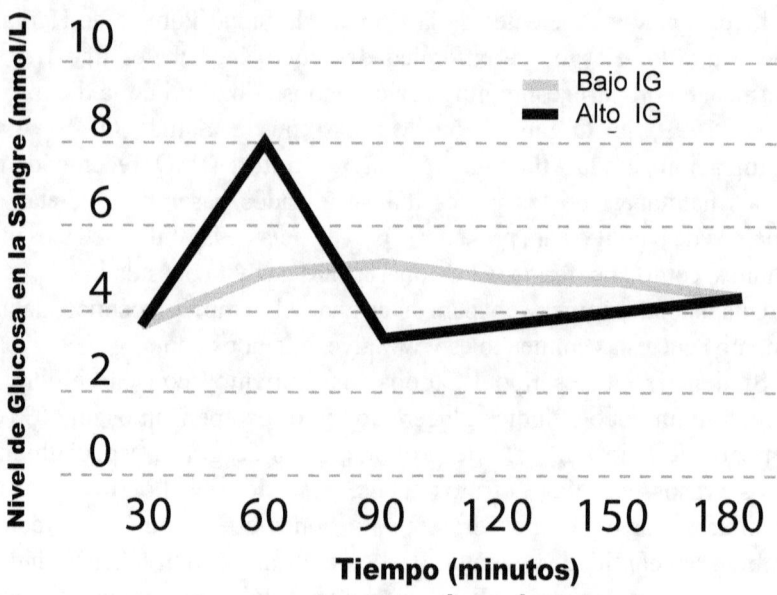

Gráfico: Las dos líneas muestran la diferencia entre un alimento con IG alto y uno con IG bajo. El alimento con IG alto produce un aumento significativo de los niveles de glucosa y de insulina, pero luego éstos caen por debajo del nivel inicial (lo que provoca hambre). La respuesta al bajo IG es un ligero aumento de los niveles de glucosa y luego el regreso a los niveles normales, lo que es ideal para bajar de peso, una buena salud y una provisión constante de energía

Si todavía no estás convencido de que un IG bajo es la clave para una salud mejor y una mayor quema de grasa, piensa esto: cuando tus niveles de glucosa caen por debajo de los valores normales, se dispara un antojo de comida. Puedes ver en el gráfico que los alimentos de IG alto no sólo caen rápido sino también tienden a caer por debajo

del nivel original o normal. Entonces, los alimentos de IG alto elevan mucho tus niveles de azúcar (ese es el «pico de azúcar» que obtienes con frecuencia) pero cuando baja de nuevo, dispara esos retortijones de hambre... lo que, ya adivinaste, significa que buscarás más alimentos de IG alto ¡y así se perpetúa el ciclo!

Es un círculo vicioso ¡y durante todo ese tiempo estás quemando niveles bajos de grasa corporal, y almacenando al mismo tiempo toda la energía que entra!

La pasta es diferente. Si no hay levadura, no hay bolsillos de aire. La pasta es como un cordón de leña, difícil de romper. Por eso es de IG lento. Por eso, el procesamiento de los alimentos aumenta el IG y los alimentos sin procesar tienen un IG bajo —por ejemplo, la avena a la antigua comparada con la avena de preparación rápida, a la que se le ha quitado toda la fibra para que pueda cocinarse rápido. Ten cuidado con eso. La comida rápida tiene poca fibra. Evita los productos de origen animal; disminuye el consumo de aceites con 100% de contenido graso; come alimentos de IG bajo.

Haz analizar tu A1C. La vida media de la hemoglobina que lleva el oxígeno en la sangre es de alrededor de 120 días y el azúcar se adhiere a esta proteína, y es una forma excelente de saber cuál es tu nivel promedio de azúcar en la sangre en el transcurso de unos pocos meses. El nivel normal es de alrededor de 5.5 y te da una idea de lo que sucede en tu corriente sanguínea.

Como puedes ver ahora, no todos los carbohidratos son iguales. El temor a los carbohidratos en la diabetes es infundado. Sin embargo, siempre recuerda que lo que deseas es un índice glucémico inferior a 55 y generalmente son aceptables pequeñas cantidades superiores a 55. El índice glucémico se estudió utilizando el análisis de la tolerancia a la glucosa.

Come una variedad saludable de alimentos, en porciones razonables, de bajo índice glucémico, cereales, verduras, frijoles y fruta. Evita los alimentos procesados, como el pan blanco, el arroz blanco y ponte activo físicamente para reducir tu resistencia a la insulina, que es la causa de la diabetes tipo II y que mejora mucho con el ejercicio. Ese es el principal enemigo, así que trata de llegar a un IMC normal.

El azúcar es un desastre dietético, del que consumimos demasiado. Solíamos consumir aproximadamente 10 kilos de azúcar hace 150 años; ahora estamos llegando a los 75 kilos anuales. Es lo que está causando las enfermedades occidentales del corazón, embolias, cáncer y artritis, muchísimas enfermedades dentales, diabetes y todas sus complicaciones. Familiarízate con el IG de los alimentos que estás comiendo.

SÍNDROME METABÓLICO

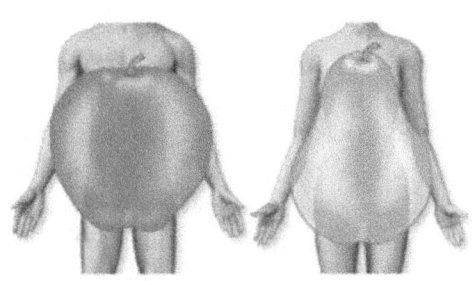

Hay alrededor de 50 millones de personas en los Estados Unidos que tienen el síndrome metabólico. También se llama síndrome del Dr. Raven, síndrome de resistencia a la insulina y síndrome X. Se define al síndrome metabólico como un conjunto de factores de riesgo de enfermedad cardiovascular y diabetes; niveles altos de glucosa en la sangre; medidas elevadas de circunferencia de la cintura; hipertensión, niveles altos de triglicéridos; resistencia a la insulina; bajo colesterol HDL, el colesterol bueno; alto LDL, el colesterol malo. En otras palabras, es absolutamente seguro que pueden enfermarte con el tiempo.

La mayoría de los pacientes con síndrome metabólico no saben qué es. Y ni siquiera saben que lo tienen. La profesión médica ha sido muy mala en el diagnóstico, algo muy serio, porque está destruyendo el organismo de las personas y, al principio, no se perciben sus señales externas, excepto la obesidad.

La enfermedad vascular y la condición pre diabética siguen su curso, y esa persona ni siquiera lo sabe y está atravesando un proceso de destrucción de su salud.

El síndrome metabólico ocurre en gran parte debido a la grasa visceral, la grasa que está alrededor de tus vísceras, dentro de la cavidad abdominal. No es la grasa que está debajo de tu piel. Es un mecanismo importante en el que intervienen señales químicas de las células de grasa que disparan la inflamación. Todos hemos tenido resfríos, así que sabemos qué es la inflamación; hemos visto sus señales externas, hinchazón, enrojecimiento, pus, calor y sensibilidad en los tejidos.

Cuando la inflamación es interna, sin embargo, no vemos sus señales hasta meses o años después, a veces demasiado tarde.

Este tipo de inflamación aguda produce una cascada de respuestas de nuestro sistema inmunitario. Normalmente, la inflamación nos ayuda a recuperarnos de las lesiones y la enfermedad y luego desaparece rápidamente cuando ya no hay infección externa.

Pero cuando tenemos demasiada grasa, también tenemos una súper abundancia de inflamación, provocada por las sustancias químicas de la grasa que producen una inflamación crónica a largo plazo, y que provoca enfermedad vascular, cáncer y demencia.

La inflamación es ahora el principal marcador de enfermedad vascular, no el colesterol. Los vasos sanguíneos inflamados se hacen más estrechos, y el colesterol LDL se deposita en el área inflamatoria; entonces la pared celular puede deformarse e incluso pueden romperse las células. Así se forman, además, coágulos de sangre y puede sobrevenir una embolia o ataque cardíaco. El vínculo entre las células grasas y la inflamación ayuda a explicar la conexión entre la obesidad y la enfermedad cardiovascular.

Los médicos han empezado a identificar personas en riesgo de ataque cardíaco y accidente cerebrovascular por medio de pruebas para detectar el nivel de inflamación, a través de un marcador llamado proteína C reactiva. Creemos que ahora es más precisa que el colesterol para predecir la enfermedad vascular.

Las personas cuyos niveles de proteína C reactiva presentan inflamación sistémica y son las más susceptibles de tener problemas cardiovasculares, según demostró un estudio publicado en el New England Journal of Medicine en 2002.

La mayoría de las personas con síndrome metabólico tienen sobrepeso u obesidad. Lamentablemente, es muy posible que los hombres panzones, las mujeres que parecen tener seis meses de embarazo, o tienen forma de manzana tengan síndrome metabólico. Tenemos que mirarnos al espejo de manera realista. Quitarnos la ropa y ser realistas. No hay nada de qué avergonzarse, estamos tratando de salvarte la vida.

Síndrome Metabólico
- Presión sanguínea de 130/85 MMHG o superior.
- Triglicéridos por encima der 150 MG/DL
- Glucosa en sangre en ayunas superior a 100 MG/DL
- HDL inferior a 40 MG/DL (hombres) o por debajo de 50 MG/DL (mujeres)
- Circunferencia de cintura de 100 cm o más (hombres), 88 cm o más (mujeres)
- Resistencia a la insulina

Dos o tres de estas seis condiciones darán el diagnóstico.

Nuestra triste dieta, con abundancia de alimentos procesados, refrescos y proteína animal grasa, pone a las personas en un riesgo mucho mayor de desarrollar el síndrome metabólico.

Con un diagnóstico de síndrome metabólico, un paciente debe tener por lo menos dos o tres de estas condiciones asociadas: grasa abdominal, hipertensión, resistencia a la insulina, bajo HDL, alto colesterol y niveles elevados de triglicéridos. Con frecuencia, los médicos no reconocen un conjunto de desórdenes relacionados, si los niveles de azúcar en la sangre y colesterol del paciente son un poco altos pero están dentro de los límites normales. Esos son los casos peligrosos. Y su condición es crítica.

El síndrome metabólico es una enfermedad nutricional causada por la grasa visceral. La grasa contiene sustancias químicas dañinas que interfieren con la química interna y el metabolismo de la célula. Alrededor de 50 millones de personas tienen síndrome metabólico.

Adicción a la Comida o Simplemente Comer en Exceso

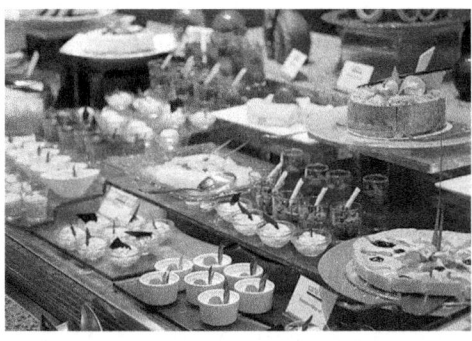

Un antojo de comida puede ser poderoso e irresistible, como todos sabemos. El chocolate genera pasión. El chocolate es el alimento perfecto; libera las sustancias químicas que te hacen sentir bien. Una persona que se da atracones puede volverse adicta a la grasa, así que puede comerse una bolsa de papas fritas en un instante. Recientemente lo vi en un avión al otro lado del pasillo: un hombre con evidente sobrepeso, abrió una bolsa de papas fritas —de hecho, la abrió con sus dientes— y esta gran bolsa desapareció en tres minutos. Esa misma persona puede aburrirse comiendo unos chips integrales saludables. Son la grasa, la sal y el azúcar, nuestros viejos amigos.

A veces pensamos y nos obsesionamos con la comida, planificándola, acumulándola, escabulléndola y escondiéndola. Igual que un adicto.

Se han reproducido muchas de las investigaciones originales sobre las sustancias químicas del cerebro que regulan el apetito, y el efecto de esas sustancias sobre la alimentación es muy conocido.

Algunos de nosotros tenemos ligeras adicciones y otros pueden consumir grandes cantidades de cualquier alimento. La comprensión de la química nos puede ayudar a todos a revertir este proceso.

Esta mañana escuché a la esposa del presidente, a quien respeto mucho, hablar sobre la obesidad infantil. Me pareció que decía que está bien comer todo tipo de alimentos. Y me dio la impresión de que no está consciente de la seriedad del problema en la nación. Se me ocurrió que ella no comprende que la comida es una sustancia química.

Y debemos cambiar nuestra psicología si queremos progresar en la solución del problema. Muchos de nosotros necesitamos abstenernos de ciertos alimentos, o nunca perderemos ese peso ni evitaremos la obesidad y todas las enfermedades asociadas con ella.

Debemos enfrentar el problema directamente, o seguiremos en nuestro alegre camino.

En cierta forma, la adicción a la comida es más difícil que la adicción al alcohol, porque tenemos que comer todos los días. No tenemos que beber alcohol todos los días.

Cambiar nuestros sentimientos hacia la comida, por eso, puede ser más difícil, y muchas veces no conocemos la composición del alimento que estamos comiendo. Debemos aprender a identificar las sustancias químicas «gatillo» en nuestros alimentos.

Pequeñas cantidades de alimentos grasos, azucarados y salados pueden no ser adictivas. Sin embargo, de nuevo, una pequeña cantidad de alcohol puede iniciar el proceso otra vez. Entonces, de la misma manera, comer sólo un chip de papa grasoso puede llevarte a comer la bolsa entera. Un trocito de chocolate, y nos comemos toda la caja.

La recuperación de comer alimentos malos puede ser rápida; se puede lograr en 30 días. Te puedes liberar de la diabetes tipo II en 30 a 90 días. Lo he visto en mis clases de alimentación correcta y lo he leído muchas veces en libros. Comprender la química del cerebro y la práctica de la abstinencia de ciertos alimentos puede ayudarnos a todos. «Mi mente está clara». «Ya no me siento drogado.»

La adicción es una profunda dependencia de una sustancia o una actividad hasta el punto que te impide funcionar normalmente. La adicción a la comida se caracteriza por la falta de control sobre la comida.

Generalmente, la dependencia física se relaciona con cierto tipo de alimento — son los efectos químicos en nuestras células cerebrales.

La pérdida de control puede ser con los tipos de alimentos preferidos. La pérdida de control también puede ser comer cantidades excesivas de comida. Algunas personas que comen en exceso incluso pueden comer una dieta equilibrada, sólo que dos o tres veces más de lo que deberían.

La pérdida de control puede suceder en horas o lugares inapropiados. Como esconder comida en tu escritorio en el trabajo, o sí, manejar y comer barras de chocolate. La habituación a la comida significa depender psicológicamente de las sustancias químicas de los alimentos. Demostramos nuestra dependencia psicológica cuando estamos con ganas de algo dulce.

Cuando llegamos a casa del trabajo, como premio por haber pasado por este día complicado y estresante, necesitamos un «toque», muchas veces comida o alcohol, lamentablemente. Se necesita una guerra para detener eso.

Nuestras primeras angustias en la vida, como bebés, se calman con azúcar o alimento. Se nos da la mamila para detener nuestro llanto mientras nuestra necesidad real, los abrazos, puede no satisfacerse.

Probablemente, la comida se usa para propósitos psicológicos más que cualquier otra sustancia.

La comida es un salvavidas, una herramienta esencial en nuestro kit de supervivencia emocional. Nos aleja del estrés. Detiene el mundo y nos permite bajar. Es un vientre, un paraíso, una cueva, un escape y un refugio. Comer es una respuesta automática a los sentimientos. Puede hacer falta una revolución para disminuir el poder de la comida. Si se elimina la comida, una fuerza igualmente intensa debe remplazarla.

La dependencia física o la adicción a una sustancia significa que el cuerpo se ha alterado de una manera en que la ausencia de la sustancia resulta dolorosa. Las sustancias adictivas se utilizan para enmascarar el dolor. Hemos desarrollado múltiples lugares de receptores en nuestro cerebro para adaptarnos a la concentración cambiante de azúcar, grasa y sal. Nuestras neuronas y neurotransmisores han cambiado. Hay una adaptación física real en nuestro cerebro. Los receptores adicionales duelen si no les suministramos las sustancias químicas correctas de los alimentos. Nuestro cerebro ha cambiado. Francamente, no es diferente de la adicción a la cocaína, quizá un poco menos intensa. Pensar en comida produce dopamina; la cocaína produce altos niveles de la adictiva dopamina. Sólo podemos hacernos adictos a sustancias que nuestro cuerpo ya produce; — interesante, ¿no?— es la presencia de nuevos receptores en nuestras neuronas, que nunca desaparecen, lo que hace que recuperar la adicción a los alimentos malos sea tan fácil. No es diferente de la adicción al alcohol. Por eso, los alcohólicos no pueden tomar ni un solo trago.

La adicción física ocurre cuando el funcionamiento neural se altera como resultado de comer alimentos ricos en grasa y en azúcar. La sustancia adictiva ha alterado el organismo y el cerebro. Desarrollas signos de adicción física al aumentar la tolerancia a las sustancias químicas de los alimentos y por la adaptación, de modo que hace falta más comida para satisfacerte.

Hace falta mucha comida para hacerte sentir mejor. Comer la sustancia, una fuerte indicación de la dependencia física, alivia el ciclo de molestias durante la abstinencia. Este es un círculo vicioso. Mucha gente adicta al azúcar o grasa, también es adicta a los carbohidratos refinados que, esencialmente, son azúcares.

Esos alimentos han sido despojados de su contenido de fibra y no son nada más que puro azúcar. Los procesos de adicción a la comida, las drogas y el alcohol son muy parecidos. Comer azúcar es tan bueno como tomar un trago. Todo altera la química del cerebro.

Hay dos tipos de sustancias químicas involucradas en la adicción a la comida, la serotonina y las endorfinas. Ambos son neurotransmisores liberados de las terminaciones nerviosas (ver ilustración). Estimulan al siguiente nervio, y el impulso nervioso sigue adelante.

La serotonina promueve la relajación, la paz, el alivio del dolor, disminuye la ansiedad y en última instancia reduce el apetito. La endorfina es un neurotransmisor y es la morfina de tu propio cuerpo. Alivia el dolor y aumenta la sensación de placer. Las técnicas de respiración y el ejercicio, que reducen tu apetito, pueden producirla. Ambas están muy concentradas en el hipotálamo, el cerebro de tu cerebro, y tu centro metabólico, el Mago de Oz de tu cuerpo.

El hipotálamo regula tu apetito, impulso sexual, temperatura y gran parte del sistema nervioso autónomo.

Tal vez las personas con adicción a la comida, o que comen en exceso, tengan una disfunción de sus niveles de serotonina. Algo falta en sus vidas y la comida es el sustituto. Una persona sin serotonina sentirá estrés. Cuando consumimos carbohidratos, productos de azúcar, pasta, alcohol y pan blanco, liberamos serotonina y nos sentimos mejor.

Ciertas endorfinas, las beta-endorfinas, estimulan el apetito. Las personas con sobrepeso tienen el nivel de beta-endorfinas elevado. Pueden comer enormes cantidades de comida y tienen dificultad para detenerse. Está comprobado que las beta-endorfinas intervienen en el hábito de comer en exceso. Sólo podemos hacernos adictos a sustancias que se producen en nuestro propio cuerpo, un concepto muy importante.

La endorfina, nuestra propia morfina, nos hace sentir bien. Es un fuerte neurotransmisor. Como los opiáceos, mata el dolor y nos da placer. Se sabe desde hace siglos que las técnicas de respiración, como la Lamaze, utilizada durante el parto, puede aliviar gran parte del dolor. Masticar la comida puede producir dopamina y endorfina, así que come lentamente; reducirá tu apetito. Si comes rápido, no obtendrás ese efecto o beneficio. El hipotálamo, tu Mago de Oz, tu centro metabólico controla el apetito a través del núcleo ventral que «apaga» el apetito, y el centro NPY (neuropéptido Y), que lo «enciende». Los lípidos de la grasa y los gremlins de tu estómago los regulan. Tus mecanismos de supervivencia están en tu hipotálamo; por supuesto, regular tu alimentación es una de sus principales funciones.

Si es necesario para tu supervivencia, como la reproducción y la alimentación, la naturaleza le ha asociado placer. Seamos realistas —podemos excedernos en ambas.

La adicción a la comida y a las drogas, lo mismo que fumar, parece presentarse en las familias. Y la razón es que, generalmente, sus procesos de pensamiento probablemente sean bastante parecidos. Sus hábitos son bastante similares. Hace poco me senté frente a la mesa de una familia numerosa muy agradable, ubicada alrededor de una de estas largas mesas japonesas, así que estaba directamente frente a todos. Dese el nieto hasta el abuelo, todos tenían un serio sobrepeso. Es triste ver eso, van a tener muchas enfermedades. Psicológicamente, me pregunto qué ven realmente cuando se miran en el espejo. Seamos sinceros: todos tenemos algunas variantes de ese problema. Para muchos de nosotros es difícil enfrentar la realidad. Nunca dije que la vida fuera fácil.

La adicción se debe a que estamos jugando con la química del cerebro. Una persona con sobrepeso probablemente sea alguien que haya estado usando la comida para jugar con esta química del cerebro. Se trata de un mal funcionamiento del metabolismo de la serotonina que conduce al sobrepeso y la obesidad. La gente come muchos carbohidratos refinados y azúcar para mejorar su ánimo. Puedo identificarme con eso. Si tienes un mal funcionamiento de la serotonina, tendrás antojos de alimentos Tu cuerpo está gritando: come, come y come más. Tu cerebro no está funcionando bien; no eres moralmente débil. El precursor de la serotonina, el triptófano, puede no estar llegando con rapidez suficiente al cerebro. Los carbohidratos complejos de bajo índice glucémico pueden aumentar los niveles de serotonina; evita los azúcares refinados.

Si estás comiendo en exceso, es posible que:
- Tu nivel de serotonina sea muy bajo.
- Sientas depresión.
- Tengas antojo de azúcar para corregir el déficit.
- Si comes carbohidratos, aumentas el nivel de insulina.
- La insulina lleva aminoácidos a los músculos.
- Aumenta el triptófano en la sangre y entra al cerebro.
- Se libera serotonina, te sientes mejor, y el apetito se apaga.

El estrés libera dinorfina, un potente estimulador del apetito. Lo sé, yo tuve un día muy estresante el miércoles, estuve en pie toda la noche realizando una peligrosa cirugía, hice tres cirugías más de rutina al día siguiente sin haber dormido, sentí que podía comer cualquier cosa todo el día, y lo hice. Me pregunto cuál era mi nivel de dinorfina.

Tenemos que tener listo un remedio bien ensayado para evitar esas situaciones. El azúcar, los almidones refinados, y la grasa pueden disparar beta-endorfinas y provocar un apatito voraz—COME, COME, COME.

El estrés moderado puede liberar dinorfina y aumentar mucho el apetito. El estrés se alivia rápidamente después de comer, así que se transforma en un hábito. Debes tener un remedio preparado.

Puedes ver que el alimento es una sustancia química, y cómo pensamos afecta fuertemente nuestros hábitos alimenticios. Es una guerra que debemos enfrentar diariamente. Podemos resolver el problema desarrollando buenos hábitos, y yo te daré las recomendaciones necesarias.

Riesgo de enfermedad asociada de acuerdo con el IMC y medida de cintura			
IMC	Categoría de peso	Cintura menor o igual a 102 cm (hombres) 89 cm (mujeres)	Cintura mayor a 102 cm (hombres) 89 cm (mujeres)
18.5 o menos	Peso Bajo	–	N/A
18.5 - 24.9	Normal	–	N/A
25.0 -29.9	Sobrepeso	Aumentado	Alto
30.0 - 34.9	Obesidad	Alto	Muy alto
35.0 - 39.9	Obesidad	Muy alto	Muy alto
40 o mayor	Obesidad extrema	Extremadamente alto	Extremadamente alto

PSICOLOGÍA DE LA OBESIDAD

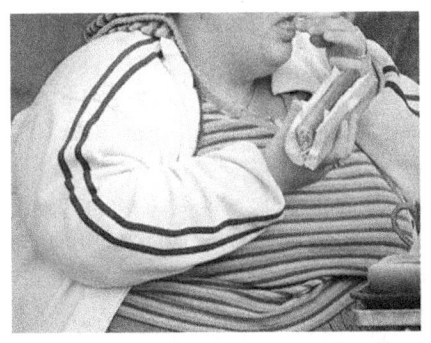

Definir la obesidad puede ser difícil. La definición es diferente según las diferentes culturas. Normalmente usamos el IMC, el índice de masa corporal (ver índice en la página anterior). Se calcula dividiendo los kilogramos de peso por el cuadrado de la estatura en metros (IMC = peso [kg]/ estatura [m2]). Un índice entre 18 y 24.9 indica peso normal, 25 a 29.9 sobrepeso, obesidad clínica entre 30 y 39.9, y obesidad severa o mórbida más de 40. Sin embargo, eso no permite diferenciar entre grasa y músculo y puede medir incorrectamente el IMC en un culturista. Podría calificarlo como obeso, sin serlo.

El IMC es la medida de obesidad usada con más frecuencia, pero no permite el análisis de la grasa. Algunas enfermedades, como la diabetes, se determinan mucho mejor según la cantidad de grasa abdominal. La medida de la circunferencia de la cintura puede ser mucho más precisa. Sin embargo, debes referirte a las investigaciones basadas en estudios a gran escala. Se recomienda bajar de peso cuando la cintura de un adulto mide más de 102 cm en un hombre y más de 88 cm en una mujer.

La salud está más relacionada con la grasa que con el peso y necesitamos desarrollar mejores sistemas de medición de la grasa corporal. Los pliegues de la piel se pueden medir con calibres; también pueden medirse con instrumentos bioeléctricos, algo más difícil.

Ahora sabemos que dos tercios de los estadounidenses tienen sobrepeso, un tercio son obesos y por lo menos un tercio de los niños tiene sobrepeso. Tenemos 30 millones de personas con diabetes, 90% de los cuales la tienen debido a su nivel de grasa corporal. Tenemos entre 40 y 50 millones de personas con síndrome metabólico, un precursor de la diabetes. Estamos duplicando la población de diabéticos tipo II cada 10 años.

El costo económico y la mala salud tendrán efectos devastadores en la población. Más del 90% de las condiciones médicas que trata un doctor están relacionadas con la dieta y se pueden prevenir. La mayoría de los médicos sabe muy poco sobre una alimentación correcta, y evidentemente el tema no los apasiona.

La psicología y el tipo de alimentación son realmente las fuerzas impulsoras de la sobrealimentación y la obesidad en la mayoría de los casos. ¿Cuál es la relación entre la psiquiatría y la obesidad? Tenemos una obsesión cultural con la delgadez, y pensamientos negativos acerca de la grasa en adultos y niños. Constantemente se habla de eso en televisión y los medios de comunicación. Esto produce en muchas personas una baja autoestima y una mala autoimagen. El individuo que no encaja en los estereotipos siente mucho estrés.

Los pacientes obesos están más deprimidos y ansiosos. La mayoría de los que están esperando cirugía gástrica para su obesidad han tenido un episodio de depresión que requirió atención médica.

Un estudio conducido por Rand y MacGregor en 1991 concluyó que un individuo que perdió peso después de una operación de bypass para la obesidad, preferiría estar muerto, tener diabetes o enfermedad cardíaca antes que volver a su peso anterior. Hay una relación entre la depresión y el peso corporal, aunque muchos obesos no están deprimidos. Cuanto más educada es la población obesa, mayor es la tasa de depresión.

El sobrepeso es mucho más aceptado entre los menos educados y, por lo tanto, éstos tienen muchas más enfermedades que las usuales por obesidad. Lo puedes ver en la clínica de trasplantes y en la de diabetes. Algunos estudios han descubierto que el proceso de bajar de peso, para muchas personas, es más penoso que el propio sobrepeso.

¿Cuál es la causa de la obesidad? ¿Es la genética, lo que comemos, nuestro metabolismo basal, el IMC, las células grasas, las hormonas o los bajos niveles de serotonina? Tener un padre obeso te da un 40% de probabilidad se ser obeso; tener dos padres obesos la duplica, a un 80%. Si ambos padres tienen un peso normal, sólo tienes un 7% de probabilidad de ser obeso.

Las estadísticas indican que hay una relación del 25% entre la genética y la obesidad. Muchos dirían que la influencia genética es mucho menor que eso. La mayoría de los estudios no respaldan que exista una base genética para tu tasa metabólica.

Casi siempre, es el tipo de alimento y la cantidad que comes. ¡La mayoría de las familias tienen el mismo patrón alimentario! ¿Qué pasa con la cantidad de células grasas? Especialmente en la infancia, podemos aumentar la cantidad, pero es mucho más común que aumente el tamaño. Una célula grasa puede aumentar 1000 veces su tamaño. Las personas con sobrepeso sí producen nuevas células grasas.

El hecho de que nos hayamos transformado de una sociedad agrícola en una sociedad industrial influyó mucho en lo que comemos. Solíamos tener que cazar a los animales, pero luego los pusimos en jaulas y los engordamos. Y luego, los comimos. Aparte, no tenemos que correr 15 ni 20 km para atraparlos. Además, desarrollamos una sociedad agrícola con gran producción de cereales y tuvimos más calorías para comer. Nuestros cuerpos evolutivos no tuvieron tiempo para adaptarse a eso. Por eso tenemos todas esas enfermedades relacionadas con la alimentación.

Por añadidura, tenemos vidas mucho más sedentarias. Manejamos autos en vez de caminar —vemos mucha televisión y tenemos un estilo de vida sedentario.

¿Las personas con sobrepeso y los obesos comen más que los demás? Ha habido algunos estudios indicando que ese no es el caso, pero me temo que también se ha descubierto en otros estudios detallados que, con frecuencia, la gente informa que come menos de lo que realmente come. La conclusión general es que los que tienen sobrepeso comen más alimentos con grasa y mayor cantidad. Todo tiene que ver con la grasa, el azúcar y la sal.

No nos engañemos. Cuando me siento en IHOP, Bob Evans, o un restaurante típico mexicano, puedo comparar fácilmente el tamaño corporal con el de la porción y el tipo de comida.

Se ha descubierto que la relación más importante es con el tipo de alimento. Muchos de los alimentos densos en nutrientes —las verduras, los frijoles y la fruta— no producen sobrepeso ni obesidad.

Francamente, es la grasa contra los carbohidratos de bajo índice glucémico, las verduras, los frijoles y las frutas. Más grasa lleva a la obesidad, los alimentos densos en nutrientes promueven un peso normal.

¿Qué conclusiones puedes sacar acerca de la obesidad?

- Las personas con sobrepeso están comiendo los alimentos incorrectos. Sus dietas incluyen más grasa.
- La genética juega un papel —quizá alrededor del 25%.
- La psicología de toda la familia es importante, la ansiedad y la depresión llevan a comer en exceso.
- ¿Hay mucho estrés en la familia—fuman, beben y comen para aliviar el estrés?
- ¿Cuál es el nivel de actividad física de la familia?
- Las dietas frecuentes que no funcionan también influyen.
- La autoestima baja, la ansiedad y la ira pueden influir.

La motivación individual y las creencias acerca de la forma correcta de hacer dieta pueden marcar una gran diferencia. El estilo motivacional del individuo puede ser un predictor importante de la pérdida de peso. Por eso escribí el libro *El Secreto de la Motivación hacia el Bienestar.*

El valor que le da un individuo al atractivo físico, especialmente entre las mujeres, puede marcar una gran diferencia en la motivación para comer correctamente.

Un estudio de los diferentes IMCs de personas que mantuvieron el peso rebajado durante tres años reveló que el mantenimiento del peso probablemente perduraría más si comprendieran las consecuencias de la mala alimentación sobre su salud y autoestima. También, pensar que podrían sentirse mejor sobre sí mismos fue un elemento motivador.

No se trata solamente de lo que hace un individuo, sino también de lo que cree. La motivación es muy importante para cambiar nuestros hábitos alimenticios, por eso escribí un libro acerca del tema.

Para que los obesos bajen de peso y lo mantengan, deben cambiar su comportamiento y creer que su propio comportamiento también cuenta.

La industria alimentaria ha sido muy exitosa en la promoción de las características más destacadas de la grasa, la sal y el azúcar. Con esta tríada te matan y son plenamente conscientes de ello. Ellos guían nuestro comportamiento psicológico frente a la comida. Todo tiene que ver con las señales. Al mirar comida, se dispara la creación de dopamina, la cual nos debilita y entonces buscamos la serotonina y las endorfinas para sentirnos mejor. Si secretamos dinorfina, desarrollamos un deseo voraz e imparable de comer.

Los estudios de los problemas psicológicos y la obesidad han sufrido por la tendencia a hacer generalizaciones injustificadas, como la de que todas las personas con sobrepeso y las obesas tienen trastornos mentales. Ningún estudio ha probado eso. No somos moralmente débiles.

Los aspectos psicológicos del sobrepeso están lejos de ser uniformes. No existe una personalidad básica que se caracterice por comer en exceso. El sobrepeso o la obesidad pueden asociarse a todos los desórdenes psicológicos imaginables. Pero la mayoría de las personas son perfectamente normales desde el punto de vista psicológico. Hay una gama, desde la ansiedad, la depresión, el comportamiento obsesivo-compulsivo, hasta la neurosis, psicosis, anorexia y bulimia. Hay algunos problemas psicológicos que tienen que ver con el desarrollo de la obesidad, y particularmente en las personas que viven en una cultura hostil y despectiva hacia el sobrepeso, aun el moderado.

Es imposible encontrar características psicológicas propias de las personas obesas en general. Algunos subgrupos de obesos tienen problemas con la imagen corporal.

Se han descrito otros dos patrones de alimentación como el «síndrome del comedor nocturno» y el «síndrome del atracón». El primero se caracteriza por la anorexia matutina, seguido por la hiperfagia vespertina e insomnio, especialmente frecuente en las mujeres. Generalmente ocurre en situaciones de estrés y sucede diariamente hasta que el estrés se alivia.

El «síndrome del atracón» se caracteriza por la ingestión súbita y compulsiva de grandes cantidades de comida en un periodo corto, seguido seguido por la auto-condenación. El síndrome del comedor nocturno tiene una incidencia del 10%, los atracones alrededor del 5%.

La Dra. Hilde Bruch estudió los atracones en adolescentes. En una discusión sobre los aspectos emocionales de la obesidad, se reportaron diferentes tipos de hiperfagia.

El primer grupo come en exceso en respuesta a tensiones emocionales, o por aburrimiento. Probablemente, esto sea lo más común. El segundo grupo reacciona ante estados crecientes de tensión y frustración, usando la comida como sustituto y como gratificación por una situación desagradable o intolerable. Eso continúa por un largo período y es bastante común.

Un tercer grupo come en exceso como síntoma de una enfermedad emocional, como la depresión.

En un cuarto grupo, la sobrealimentación adquiere las características de un comportamiento adictivo y una compulsión obsesiva con ansias de comida que no se ven como relacionadas a eventos externos o trastorno emocional.

La Dra. Hilde Bruch descubrió que para muchas, probablemente la mayoría de las personas, comer en exceso tiene una función fisiológica importante. Es un mecanismo de compensación en una vida de estrés y frustración.

El otro aspecto está asociado con severos trastornos de personalidad y desarrollo, y en casos extremos se presenta la anorexia. La mayoría de los casos de problemas psicológicos relacionados con el control de peso se ven más comúnmente en poblaciones económicamente desfavorecidas. Aunque la anorexia se ve en todas las clases sociales, no es un problema común.

El sobrepeso y la obesidad se están volviendo un problema común, pero es mucho más frecuente entre las personas económicamente desfavorecidas. Aparentemente, se relaciona con las presiones sociales, y las familias rígidas sin educación que tienen poco tiempo para los hijos. Hoy, muchas personas comienzan sus comportamientos anormales respecto de la comida en la adolescencia.

La Casa Blanca está lanzando un programa contra la obesidad infantil. Francamente, me temo que van a tener que despedirse de él en lugar de seguirlo.

Debemos medir el IMC de todos los niños en edad escolar y luego educarlos a ellos y sus padres sobre lo que es una alimentación correcta. Sólo entonces esto tendrá un impacto en la duplicación de nuestra tasa de diabetes cada 10 años. Se necesitaría liderazgo, y habría que dejar a un lado la política por un momento.

La saciedad sensorial específica afecta a nuestras papilas gustativas... Mis dos gatos, por ejemplo, han comido la misma comida durante ocho años. Son los mejores comedores inconscientes que he visto. No andan por ahí pidiendo comida, e incluso podría ofrecérselas y no la comerían.

Ellos tienen sus hábitos firmemente establecidos. Me parece que piensan acerca de la comida de tres a cuatro veces al día. Nosotros pensamos en la comida 200 veces al día. Así que adquirir el hábito de comer la misma comida a ciertas horas del día tiene un gran valor, incluso para los humanos.

Comemos las comidas que vemos con la vista y con la mente. Así que no compres ni escondas los alimentos malos. Mueve la comida visible, o evítala. Cuantas más complicaciones haya, menos comeremos.

Ciertamente, comer afuera puede ser problemático. Decide cuánto y qué vas a comer, antes de la comida. También adquiere el hábito de dejar algo en tu plato. A los norteamericanos se les recuerda que deben limpiar sus platos; los franceses comen hasta que sienten la primera señal de estar satisfechos. Empieza tarde y sé la última persona en terminar en tu mesa. Habla mucho. Recuerda esa regla de los 20 minutos: las sustancias químicas de los alimentos que eliminan el apetito demoran alrededor de 20 minutos para empezar a hacer su trabajo.

Como vimos antes, la televisión es una triple amenaza. Te lleva a comer; no prestas atención a la cantidad que comes; y comes durante mucho tiempo. Recuerda que hacer muchas cosas durante la comida lleva a comer en exceso y a comer sin pensar.

No somos necesariamente los directores de nuestras opciones alimentarias. Sobre todo, comemos por hábito. ¿Cómo nos enseñaron nuestros padres sobre la alimentación correcta, si es que lo hicieron? Muchas veces toda la familia, hijos, padres y abuelos tienen malos hábitos alimenticios y no lo saben. He visto a la congregación completa de una iglesia con esos malos hábitos. Todos tenían sobrepeso. Es casi como una cultura, y probablemente no se den cuenta. Abandonar esa forma de comer puede requerir una guerra. Puedes estar luchando con tu herencia familiar. Busca ayuda, un amigo, por ejemplo. Es importante tener un alma gemela con quien puedas hablar. El sistema de compañeros es importante en la psicología de la alimentación

Puede ser que no estés comprando los alimentos correctos. ¿Quién es el guardián o quién hace las compras? Generalmente, esa es la persona que decide qué alimentos se comen dentro y fuera de la casa. En el 80% de los casos, es la madre. Por lo tanto, es una gran responsabilidad. Se la debe educar sobre la comida correcta.

En un estudio a gran escala, se encontró que el guardián escoge el 72% de los alimentos para la familia Es importante que el guardián proporcione mucha variedad. Por lo menos para los niños, una sana variedad es importante, para que toleren la "buena comida ", estando conscientes de que tolerar la «buena comida», sin variedad, incluso sería mejor. ¿Recuerdas la historia de mis dos gatos?

Con fines educativos, lleva a los niños contigo a hacer las compras desde pequeños. Enséñales qué es la buena comida; enséñales a cocinar y aliéntalos para que la coman. Cuando hayan desarrollado el gusto por la variedad, los alimentos sanos podrán sustituirse fácilmente. No nacemos con el gusto por las grasas; eso se desarrolla y puede evitarse.

Si tu familia tiene sobrepeso, tienes un 75% de probabilidad de tenerlo también.

La mitad del plato de comida de tus hijos debe estar ocupada con verduras, acomódalas para que parezca que hay menos cantidad. Diles a tus hijos que comer azúcar los hace terriblemente obesos.

Hoy escuché en la televisión que el 60% de lo que están comiendo los niños hoy es azúcar. Enséñales cómo se ve una persona con sobrepeso.

La percepción de la familia puede ser incorrecta, recuérdalo. Puedes pensar que tus hijos gordos son hermosos, cuando en realidad el interior de sus cuerpos es muy poco saludable y ya es propenso a la enfermedad cardíaca y la diabetes. Recuerda que la enfermedad cardíaca comienza a los cuatro años de edad.

El 50% de los adolescentes tiene un nivel alto de colesterol, según los estudios del Dr. Atwood. Entre los dos y los cinco años de edad, los niños generalmente comen hasta que están satisfechos. Alrededor de los cinco años, comen todo lo que hay en sus platos. La mitad del contenido del plato deberían ser verduras y fruta, la otra mitad podría contener carbohidratos complejos, cereales integrales y quizá un poquito de carne magra.

Anuncia a la familia que eres el guardián oficial y sé un buen comprador. Anúnciales que ciertos tamaños de porciones son la regla oficial.

Tú eres el director general de los alimentos en la casa —todos necesitamos uno— y edúcate. Utiliza pequeñas bolsitas selladas para los snacks; así puedes ayudar a controlarlos. No debe haber galletitas en el mostrador, sólo snacks saludables, especialmente frutas. Fuera de la vista, fuera de la mente.

No permitas que gane la comida rápida —esta es una guerra. Estamos programados para la sal, grasa y azúcar. Los restaurantes de comida rápida lo saben muy bien y así preparan sus comidas. Está codificado en nuestros genes evolutivos que comamos mala comida. Recuerda lo que dije sobre el gen ahorrador. Diez mil años atrás, la gente que sobrevivía podía almacenar grasa durante un mes. Esos fueron los que sobrevivieron y es por eso que ciertas culturas generalmente tienen sobrepeso si comen los alimentos incorrectos. También tienen mucha diabetes tipo II.

Tenemos papilas gustativas para el azúcar, para que los pueblos primitivos pudieran diferenciar los alimentos seguros de los tóxicos. Está en nuestros genes evolutivos. Tenemos papilas gustativas para la sal, para que pudiéramos almacenar agua durante un largo período, porque muchos vivían en el desierto. Almacenábamos grasa después de matar un animal, y podíamos vivir un mes sin comer. Muchos de nosotros tenemos estos genes ahorradores evolutivos, y si comemos mal —grasa, sal y azúcar— engordamos muy rápido.

Lamentablemente, la comida rápida es barata, conveniente y mucha gente tiene pocos minutos al día para comer, y eso la está llevando a la muerte. Muchos tienen sólo 10 minutos para comer y no tienen tiempo de preparar la comida. Trata de evitar esta trampa llevando comida al trabajo o preparando la comida la noche anterior. Hay muchas maneras creativas de hacerlo. La grasa, la sal y el azúcar son deliciosos y nos están matando. Los estadounidenses son líderes mundiales en obesidad, enfermedad vascular y demencia.

Compara una Big Mac con una ensalada. Para muchos, es una opción fácil comer el alimento incorrecto. Yo tomo mi café en McDonald's. Y veo la espantosa comida que la gente compra para sus hijos todos los días, papas fritas y Big Macs. Ellos están promoviendo la enfermedad vascular y la diabetes en sus seres queridos y, obviamente, están generando hábitos en sus hijos. Me dan ganas de llorar. ¡Qué desinformado está el guardián!

Tengo la certeza de que aman mucho a sus hijos y no saben que los están matando ni que se están matando a sí mismos. Las máquinas expendedoras y los paquetes fáciles de abrir son sistemas de entrega fácil de grasa. No deberían existir en las escuelas y siempre deberíamos evitarlos.

Además, la gente subestima las calorías que bebe, generalmente alrededor de un 30%. Recuerda esa regla de 10/20. Si la bebida es un líquido claro, tiene cerca de 10 calorías por 30 ml; si la bebida es oscura o turbia, tiene alrededor de 20 calorías por 30 ml.

Recuerda que los restaurantes de comida rápida sólo quieren ganar dinero y no puedes culparlos por eso. Si nosotros exigiéramos buena comida, ellos la tendrían, así que diles lo que quieres. Ellos quieren ganar dinero, mucho dinero y eso es de esperarse. No harían porciones exageradas de comida si nosotros no la comiéramos. Muchos dan porciones enormes para parecerse a sus competidores.

Aprende a leer las etiquetas y enséñales a tus hijos a hacerlo. Debes estar consciente del efecto aureola: ponen buenos alimentos en el centro y los rodean de grasa, sal y azúcar. Generalmente, cuanto mejor es la comida, peores son los extras.

Podemos hacer una reingeniería de nuestro entorno personal de alimentación en el hogar. Trata de cambiar tus hábitos mediante la planificación, el pensamiento, y finalmente, desarrolla hábitos inconscientes como mis dos gatos.

No hay una fórmula única para todo. Haz cambios pequeños constantes sobre la marcha —para algunos funcionan las concesiones.

Evita la tiranía del momento; no mires hacia la mesa de los postres. Cambiar los hábitos toma un tiempo, pero sólo un mes o dos. La mejor dieta, como se ha dicho, es aquella que no sabes que estás siguiendo. Haz 30 minutos de ejercicio por día, cambia tres cosas en tu manera de comer, y ese puede ser el comienzo de un éxito duradero.

Grasas: Lo Bueno, lo Malo y lo Terrible

Jack, un paciente de 73 años con enfermedad vascular grave, se encontró a un lado de la carretera en una zanja, después de un mini accidente cerebrovascular, un ataque isquémico transitorio, o AIT. Una de sus arterias carótidas que suministran oxígeno y nutrientes al cerebro estaba bloqueada. Su cardiólogo le había dicho que «arreglara sus asuntos», y que si no le implantaban un stent (cánula) para abrir el bloqueo, dentro de ese mes iba a morirse por un accidente masivo o un ataque al corazón. Jack estaba tomando siete medicamentos diferentes. El primer implante le abrió una arteria bloqueada en el corazón. El procedimiento fue una experiencia tan miserable, que dijo que prefería morirse antes de pasar por un segundo implante. Su cardiólogo lo derivó conmigo, con la esperanza de que pudiera ayudarlo.

Vi por primera vez a Jack unos seis años atrás. Hoy, él juega al tenis tres veces por semana y al golf los fines de semana. Jack y su esposa ayudan a su hija con sus dos hijos pequeños, cuidándolos dos veces por semana, para que su hija pueda trabajar a tiempo parcial. No toma ningún medicamento y no ha sido sometido a ningún procedimiento ni cirugía. Jack siguió los secretos de la No-Dieta, eligiendo una forma de comer baja en grasa, casi vegetariana. El Dr. Ornish y otros probaron que esos cambios revierten la enfermedad vascular, disminuyen la angina, producen una pérdida de peso permanente y disminuyen las muertes prematuras debido a arritmias fatales, accidente cerebrovascular y ataque al corazón. Si quieres revertir la enfermedad, necesitas atacarla desde la raíz. Y la raíz siempre va a estar a nivel molecular o celular.

¿La Grasa es el Enemigo Real?

Durante casi 30 años, los científicos, médicos, nutricionistas y periodistas arremetieron contra la grasa dietética, promoviendo un mercado de alimentos bajos en grasa y sin grasa de mil millones de dólares, con la margarina al tope de la lista como el sustituto menos sabroso, pero supuestamente más sano, de la mantequilla. Décadas después, los científicos «descubrieron» que las grasas trans de la margarina eran peores para la salud que la grasa saturada de la mantequilla.

No todas las grasas son malas. Cuanto mayor sea la cantidad de átomos de hidrógeno en la grasa, más densa o más saturada será la grasa — y será peor para tu salud. Hoy, los nutricionistas y los médicos hacen una distinción entre

la grasa saturada «mala» y los «terribles» ácidos grasos trans, del tipo que se encuentra en los productos de origen animal y alimentos procesados, y las «buenas» grasas insaturadas que se encuentran principalmente en el pescado, los frutos secos, las semillas y los aceites vegetales. Durante la locura de los alimentos bajos en grasa, los estadounidenses eliminaron estas grasas tan importantes.

La grasa dietética es un nutriente esencial y una fuente de energía para los órganos y los músculos. Tu cuerpo la necesita para producir membranas celulares, y también eicosanoides, las hormonas tipo mensajeros que ayudan a controlar la inflamación y la coagulación de la sangre. La grasa también ayuda a absorber vitaminas que promueven la salud de la piel, el pelo y las uñas. Tu sistema nervioso necesita grasa para funcionar correctamente; el cerebro depende de ella para amortiguar y proteger las membranas de las células cerebrales (neuronas). Alrededor del 60 por ciento del cerebro humano es grasa.

La grasa dietética tiene más del doble de energía (calorías) que los carbohidratos o la proteína. Todos los tipos de grasa se convierten fácilmente en depósitos de grasa en tu cuerpo para uso futuro. Sólo el tres por ciento de las calorías de la grasa se pierden en el metabolismo, para cosas como crecimiento y reparación celular. El resto (o 97 por ciento) de esas calorías se almacenarán en tu abdomen, glúteos o caderas. Las proteínas y los carbohidratos complejos se metabolizan más eficientemente y es menos probable que se conviertan en grasa. Pero una etiqueta que diga «bajo en grasa» no es una licencia para comer una porción más grande. Muchos alimentos bajos en grasa están cargados de azúcar, jarabe de maíz y calorías; consúmelos tan cuidadosamente como si fueran productos con alto contenido de grasa que no comerías en exceso.

SECRETO: Reducir las grasas saturadas sin reducir los carbohidratos refinados va en contra de la meta de bajar de peso y prevenir o revertir la enfermedad crónica.

La Grasa Dietética y la Enfermedad

El consumo excesivo de grasas saturadas puede causar inflamación y provocar cambios en tu cuerpo que hacen que la sangre se coagule con más facilidad, y aumente tu riesgo de ataque cardíaco o accidente cerebrovascular.

La leche entera y con 2% de grasa, el queso, la crema, la carne de ternera, carne de res, cerdo y cordero tienen alto contenido de grasa saturada.

Las grasas monoinsaturadas y poliinsaturadas, especialmente, parecen reducir la inflamación y la oxidación LDL en las arterias.[2] Estas grasas limpian el colesterol LDL que obstruye las arterias y fortalecen tu corazón y sistema vascular. Las grasas de origen vegetal son tan esenciales para la nutrición humana como las vitaminas y minerales. Las grasas poliinsaturadas se dividen en ácidos grasos omega-3 y omega-6.

Los omegas se llaman ácidos grasos esenciales; necesitamos obtenerlos de los alimentos —nuestros cuerpos no pueden producirlos. Los ácidos grasos esenciales regulan el equilibrio de las grasas saturadas y el colesterol en las células. Sin los omegas, los infantes desarrollarían trastornos cardíacos, cerebrales y hepáticos. Los niños tendrían retardo del crecimiento, mala visión y desórdenes emocionales.

Los ácidos grasos omega-3 derivados de las grasa en nueces, semillas de linaza, algunas frutas y verduras y el pescado, no han sido hidrogenados y no parecen tener el mismo efecto corrosivo en nuestras arterias como las grasas saturadas y las grasas trans. Los omega-3 también mejoran la sensibilidad a la insulina y suprimen la inflamación en la corriente sanguínea, las articulaciones y los tejidos.

Es muy bueno comer salmón debido su contenido de ácidos omega-3. Una revisión exhaustiva de alrededor de 100 estudios sobre diferentes dietas y agentes reductores del colesterol, demostró los muchos beneficios para nuestro corazón de los ácidos grasos omega-3 del pescado. En estudios de personas que consumen dietas ricas en ácidos grasos omega-3, los riesgos de enfermedad vascular, embolia y ataque cardíaco fueron 23% más bajos, comparados con un grupo de control. [3]Las sardinas, anchoas y arenques también tienen altos niveles de omega-3. Las sardinas no parecerán un alimento sano, pero tienen alto contenido de omega-3 y casi no contienen mercurio. También contienen mucho calcio y otras vitaminas y minerales esenciales.

Los aceites de cártamo, semilla de algodón y soya son fuentes comunes de ácidos grasos omega-6. Los omega-6 ayudan a reducir el colesterol, combaten las infecciones y mejoran la viscosidad para que nuestra sangre pueda coagularse. Sin embargo, cuando los omega-6 no están equilibrados con una cantidad suficiente de omega-3, puede haber problemas. Nuestra triste dieta tiene, en promedio, 20-30 veces más omega-6 que omega-3. Y, mientras que los omega-6 pueden bajar el colesterol, los omega-3 limpian la placa de las arterias.

Los estadounidenses comen demasiado omega-6, que se encuentra en la mayoría de los aceites vegetales poliinsaturados, y no suficiente omega-3, que se encuentra en el pescado, aceites de pescado, huevos de gallinas bien alimentadas, verduras color verde oscuro y hierbas, y aceites de ciertas semillas como la linaza y la chía, frutos secos como las nueces y en pequeñas cantidades en todos los cereales integrales.

Tres décadas de dietas bajas en grasa han dejado a los estadounidenses con una deficiencia en omega-3, contribuyendo a las epidemias de asma, artritis, cáncer, depresión y enfermedad vascular. Estas enfermedades son un tipo de inflamación. Si comes una dieta deficiente en grasas «buenas» y abundante en grasas «malas», o una alta en azúcar, fructosa o jarabe de maíz, estás aumentando la tasa de inflamación en tu cuerpo y sentando las bases para una enfermedad crónica.

Las investigaciones de la dieta esquimal de Groenlandia y sus patrones de enfermedad, condujeron a importantes descubrimientos sobre el papel de los omegas y la inflamación. Los científicos descubrieron que nuestros cuerpos producen mensajeros inflamatorios de la conversión de omega-6 en ácido graso araquidónico (AA). La súper abundancia de mensajeros inflamatorios juega un papel muy importante en la enfermedad crónica. Cuando aumentes tu consumo de alimentos integrales nutritivos producirás menos de los mensajeros que provocan inflamación y enfermedad.

> **SECRETO:** Las grasas saturadas aumentan el colesterol LDL que obstruye las arterias. Las grasas insaturadas en el aceite de pescado, nueces, semillas de linaza y aceites vegetales reducen el colesterol LDL, la inflamación y la placa dentro de los vasos sanguíneos.

Las Terribles Grasas Trans

La grasa trans, saturada tiene dos veces más potencial para dañar tu corazón, comparada con la grasa que se encuentra en la carne y productos lácteos. las papas fritas grasosas, las donas, los chips, y pasteles —alimentos ricos en grasas trans —elevan el colesterol LDL que obstruye las arterias, mucho más que cualquier otro factor de la dieta.

Como un aditivo modificado, la grasa trans mejora la estabilidad y aumenta la duración de los alimentos procesados. No se pone rancia tan fácilmente como la grasasin hidrogenar. Pero, como elemento de la dieta, la grasa trans es terrible. Los bioquímicos, médicos y nutricionistas ahora saben que la grasa trans promueve la enfermedad a través de múltiples mecanismos bioquímicos.

La grasa trans aumenta el colesterol malo LDL y los triglicéridos, las partículas más

Alimentos con Grasa Trans:

Bizcochos

Barras para desayuno (algunas)

Galletas

Galletitas Crackers

Crema

Donas

Comidas fritas (algunas)

Pasteles

Manteca (grasa)

Margarina

Aderezo para Ensalada (algunos)

Chips de papa

pequeñas y densas que pueden dañar las arterias. Por si eso no fuera bastante malo, la grasa trans también reduce el colesterol bueno HDL, que limpia los vasos sanguíneos. Aún el bajo consumo de grasas trans —uno o dos por ciento de tus calorías diarias— aumenta tu riesgo de enfermedad vascular un 25 por ciento.[5]

La industria alimenticia produce grasas trans al agregar hidrógeno al aceite vegetal, un proceso llamado «hidrogenación». La manteca, un ingrediente común en los productos horneados y alimentos fritos, contiene altos niveles de grasa trans. La grasa trans tiene cero valor nutritivo y grandes cantidades de calorías: 10 calorías en un gramo. (Un gramo de proteína o carbohidratos sólo representa cuatro calorías)

Requiere algo de esfuerzo evitar la grasa, dado que los alimentos fritos están llenos de ella, aunque eso puede estar cambiando. McDonald's anunció en mayo de 2008 que sus papas ya no serán freídas en grasa trans. Los restaurantes más chicos, menos comerciales, no tienen la misma presión para eliminar las grasas trans y pueden seguir usándola en panes, postres y comidas fritas.

Estimamos que si sustituyéramos todas las grasas trans en la dieta estadounidense por grasas poliinsaturadas de fuentes vegetales, podríamos reducir el riesgo nacional de diabetes tipo II en un 40%», dijo el Dr. Walter Willet, un epidemiólogo nutricional en la Universidad de Harvard.[6] Los investigadores de Harvard calcularon que eliminar la grasa del suministro de alimentos en los Estados Unidos podría prevenir hasta el 20% de los ataques cardíacos y muertes relacionadas cada año. Para ir a lo seguro, busca productos, incluyendo desayunos congelados, margarina y aceites vegetales que no contengan grasas trans. Todos los alimentos comerciales envasados deben detallar el contenido de grasa trans en sus etiquetas de datos nutricionales, pero los argumentos comerciales «libre de grasas trans» no mencionan la cantidad de grasa saturada en el producto.

> **SECRETO:** La grasa saturada constituye lo que la Clínica Mayo llama «el doble riesgo del colesterol»: eleva el colesterol «malo» LDL y reduce el colesterol «bueno», HDL. Cuanto mayor sea el porcentaje de grasa trans en un producto alimenticio, más alto será el riesgo de ataque cardíaco y accidente cerebrovascular.

De Tu Boca a Tus Caderas

Los aceites vegetales son ricos en grasas insaturadas buenas para el corazón, pero usa aceite con moderación. Algunos, como el aceite de coco y el de palma, contienen más grasas saturadas que los productos de origen animal. Onza por onza, el aceite de oliva es uno de los alimentos más densos en calorías y engordantes del planeta. Tiene incluso más calorías que la mantequilla (que en promedio tiene 3,000 calorías cada 450 g.)

El aceite de oliva tiene en promedio 4,000 calorías cada 450 g —por lo menos el doble de las del azúcar blanco. También se almacena más fácilmente como grasa que el azúcar. Tu cuerpo necesita muy poca energía para procesar los aceites, lo que significa que casi todas las calorías serán almacenadas como grasa. Tu cuerpo deposita grasa en el abdomen (epiplón) y entre tu piel y músculos (subcutánea). La grasa también puede depositarse en tus vasos, donde puede bloquear el flujo sanguíneo y dañar los órganos.[8]

Tu cuerpo almacena más de 40 mil millones de células de grasa en los tejidos entre tu piel, órganos y paredes musculares. Las células de grasa son como globos llenos de lípidos grasosos. Cuando bajas de peso, los «globos» se desinflan. Si consumes más calorías de grasa que las que quemas, los «globos» se inflan. Si se inflan demasiado, pueden volverse tóxicos.

El exceso de grasa en el epiplón, un órgano en el abdomen que envía mensajes como las hormonas a tu sistema inmunológico y cerebro, genera sustancias inflamatorias que contribuyen a la enfermedad, la discapacidad y la muerte prematura. En uno de los mayores y más prolongados estudios de salud del mundo, los investigadores encontraron que la grasa abdominal duplicaba el riesgo de muerte. La muerte prematura aumentaba según la medida de la cintura: cuanto más amplia, mayor es el riesgo.[9]

SECRETO: Trata de eliminar el aceite de oliva y otros para cocinar mientras tratas de bajar de peso, y luego úsalos con moderación. El pescado, o una cucharadita de semillas de linaza molidas, o las nueces ofrecen los beneficios de los ácidos grasos omega-3 sin la grasa del aceite.

Al calcular la cantidad diaria recomendada (RDA) de los macronutrientes (proteínas, carbohidratos y grasa), el Departamento de Agricultura de los Estados Unidos recomienda que los adultos consuman 20-35% y los niños hasta el 40% de sus calorías de la grasa dietética. Las anteriores RDAs eran de menos de 30% pero para las personas con varios factores de riesgo de enfermedad vascular —o para los que ya tienen la enfermedad— incluso el 30% es demasiado. Nosotros recomendamos 25 por ciento. El USDA tampoco hace una diferencia entre grasas «buenas» y «malas», a pesar de la evidencia creciente que relaciona a la grasa saturada con la obesidad y la enfermedad, y a las grasas de origen vegetal con tasas de enfermedad mucho más bajas.[10]

Si estás tratando de bajar de peso o revertir una enfermedad, usa con moderación los aceites de cocina, incluso los sanos para el corazón y sustituye los productos lácteos enteros o con 2% de grasa por los bajos en grasa, y come más alimentos feculentos. La fibra de las frutas, verduras y cereales enteros ayuda a bloquear la absorción de grasa y te llena —no te sentirás privado de nada y ganarás energía y vitalidad— y no subirás de peso.

Evita estas Grasas:	
Grasas saturadas: mantequilla, queso, leche entera y helado; snacks; chocolate; aceites de coco y palma	Las grasas saturadas aumentan el colesterol total en la sangre, y el colesterol «malo» LDL.
Grasas Trans: aceite vegetal parcialmente hidrogenado; papas fritas; productos horneados; margarina	Las grasas trans elevan el colesterol LDL y disminuyen el colesterol «bueno» HDL.
Grasas para Usar con Moderación	
Grasas Monoinsaturadas: Aceites de oliva, cacahuate, colza y canola; mantequilla de cacahuate; aguacates; anacardos, nueces y almendras.	Las grasas monoinsaturadas disminuyen el colesterol total y el LDL y aumentan el HDL.
Grasas poliinsaturadas: aceites de soya, cártamo, maíz y algodón; nueces, pescados grasos.	Las grasas poliinsaturadas también disminuyen el colesterol total. Los ácidos grasos Omega-3 pertenecen a este grupo y tienen la cualidad única de revertir la placa.

Una guía sobre los diferentes tipos de grasa dietética.

Porcentaje de Tipos Específicos de Grasa en los Aceites y Grasas Comunes*				
Aceites	Saturada	Monoinsaturada	Poliinsaturada	Trans
Canola	7	58	29	0
Cártamo	9	12	74	0
Girasol	10	20	66	0
Maíz	13	24	60	0
Oliva	13	72	8	0
Soya	16	44	37	0
Cacahuate	17	49	32	0
Palma	50	37	10	0
Coco	87	6	2	0
Grasas para Cocinar:				
Manteca	22	29	29	18
Grasa	39	44	11	1
Mantequilla	60	26	5	5
Margarina / Untables				
70% soya Aceite, Barra	18	2	29	23
67% Maíz & Soya Aceite untable, Tubo	16	27	44	11
48% Aceite de Soya Untable, Tubo	17	24	49	8
60% Girasol, Soya, y Canola Untable, Tubo	18	22	54	5
*Valores expresados como porcentaje del total de grasas, los datos son de los análisis de la Universidad de Harvard, Escuela de Salud Pública, Laboratorio de Lípidos y publicaciones de USDA.				

[1]   Pollan, Michael, *In Defense of Food*, Penguin Press, 2008.

[2]   Aviram M, M Rosenblat, Gaitini D, et al, «El consumo de jugo de granada durante 3 años en pacientes con estenosis de la arteria carótida, reduce el grosor de la carótida íntima-media, la presión sanguínea y la oxidación del LDL», *Clin Nutr* 23 (3): 423-33; Junio, 2004.

[3]   Studer, M., «Efecto de los diferentes agentes antilipidémicos y dietas sobre la mortalidad: Una revisión sistemática», *The Archives of Internal Medicine*; 165:725 - 730; 2005.

[4]   AP, Simopoulos, «Los ácidos grasos omega-3 en la salud y la enfermedad y en el crecimiento y el desarrollo,," *Am J Clin Nutr*; 54:438-63; 1991.

[5]   Katan MB, et al., «Los ácidos grasos trans y sus efectos en las lipoproteínas en los seres humanos», Annual Review of Nutrition; 15:473-93; 1995.

[6]   Rafferty, J., "Trans Fat 'Ban Wagon,'" *Harvard Public Health Review*, http://www. hsph.harvard.edu/review/ spring07/spr07transfat.html; 2007.

[7]   Ascherio A, Stampfer MJ, Willett WC, «Los ácidos trans y la enfermedad coronaria cardíaca»,Harvard School of Public Health, http://www.hsph.harvard.edu/; 2006.

[8]   Wilson, M., "Carbohidratos, Proteínas y Grasas," *Merck Manual of Medical Information*, http://www.merck.com/ mmhe/print/sec12/ch152/ch152b.html; 2008.

[9]   Pischon, T., *The New England Journal of Medicine*; 359:2105-2120; 2008. 10 Ibid, Willett, W.

LOS GEMELOS MALIGNOS

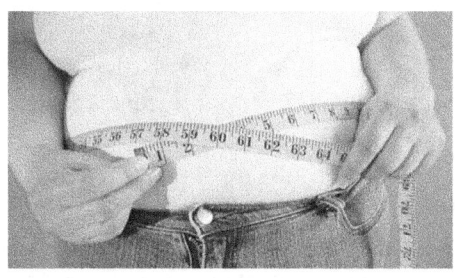

Tener sobrepeso, síndrome metabólico y diabetes tipo II son la consecuencia del aumento de la insulina en la sangre. Pero las causas de la diabetes tipo II son los «gemelos malignos," la inflamación y la resistencia a la insulina.

La inflamación es el peor «gemelo maligno». Es el mono en tu espalda, y el padre y la madre de la resistencia a la insulina, la enfermedad vascular, la diabetes tipo II, el cáncer y las enfermedades inflamatorias. Si no hubiera inflamación, no tendrías resistencia a la insulina y ninguna de las otras enfermedades provocadas por ella.

El Dr. Oz dice: " La inflamación es la oxidación de las arterias." La inflamación es la respuesta del cuerpo ante una amenaza seria a tu salud. Esta inflamación es el fuego interior, pero no ves las llamas. Permanece escondida hasta que descubres que estás en problemas por un análisis como CTA, MRA, angiograma o de proteína C reactiva.

El sistema inmune es tu ejército, la marina y los marinos, que se supone deben luchar y ganar la guerra, y devolverte la buena salud. Esto sucede cuando tenemos una infección local en el dedo o en el pie. Pero en tu cuerpo hay una guerra interminable, se están librando muchas guerras al mismo tiempo, sin que se vea el final, día y noche durante años. Los problemas del cuerpo no tendrán fin, a menos que cambiemos nuestro estilo de vida, corrijamos nuestros hábitos y encaremos de una vez un programa para el bienestar.

Nuestro sistema inmunológico dice que hay múltiples guerras en nuestro cuerpo. Hay mucho daño colateral. Estamos tratando de reparar tejido bueno y malo, y causando mucho daño en el proceso.

Tu LDL, el colesterol malo, infiltra la pared arterial y los macrófagos inflamatorios lo atacan, causando la formación de placa y el estrechamiento de la pared arterial. La inflamación ocurre en todo el cuerpo. En el cerebro conduce a la demencia. Ahora están llamando diabetes tipo 3 a la enfermedad de Alzheimer. Eventualmente, la inflamación lleva a la enfermedad vascular, accidente cerebrovascular, ataque cardíaco, glaucoma, artritis y enfermedad renal.

La comprensión de que el sistema inmunológico juega un papel en la aparición de las enfermedades más importantes ha sido bien demostrada. El sistema inmunológico es un importante asesino estimulado por lo que comemos y lo que hacemos.

Las personas con artritis reumatoide e incluso gingivitis tienen una mayor incidencia de ataques cardíacos. Un millón de adolescentes tienen síndrome metabólico, y eso no les augura un buen futuro. El Dr. Oz dice, «La inflamación es la destrucción del cuerpo por un fuego amigable.» Estamos destruyendo nuestros cuerpos con la inflamación causada por nosotros. Nos estamos disparando en la cabeza diariamente.

La triste, loca y tóxica dieta norteamericana está llena de grasas malas, grasa saturada, que aumenta tu LDL, glucoproteína de baja densidad. El LDL invade las paredes internas y se oxida. Nuestra nación se está oxidando y descomponiendo por la mala alimentación.

La oxidación es un proceso de envejecimiento. Hace que la manzana se ponga marrón y la piel se arrugue. Mira a un fumador típico. Parece 20 años mayor de lo que es.

Los macrófagos son potentes células inmunes que se envían a las paredes internas, y devoran el LDL. Se hinchan y mueren formando células espumosas que bloquean la arteria y provocan ataques cardíacos.

Las células CD4 envían mensajes, que causan más obstrucción y coágulos de sangre, que conducen a ataques al corazón y derrames cerebrales. La homocisteína es un aminoácido de la sangre. Los estudios epidemiológicos han demostrado que demasiada homocisteína en la sangre (plasma) se relaciona con un mayor riesgo de enfermedad coronaria, derrame cerebral y enfermedad vascular periférica. ¿Cómo evitamos esta situación? Pongamos manos a la obra y corrijamos nuestro IMC, hagamos más ejercicio y empecemos a comer los alimentos correctos.

El Nocebo en Acción

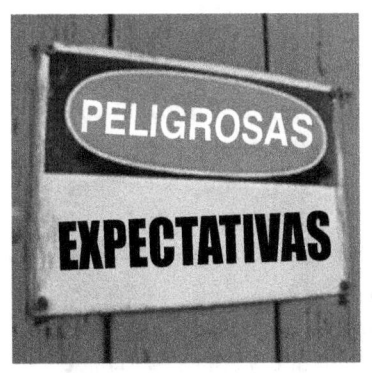

Los efectos nocebo se deben a las expectativas de enfermedad. Años de esto pueden resultar en una enfermedad del cuerpo y la mente, y en una verdadera enfermedad orgánica. Recuerda que la enfermedad es la percepción de estar mal; aunque las pruebas no revelen nada, los síntomas son reales. El efecto nocebo también puede causar una verdadera enfermedad orgánica, cambios físicos en el cuerpo que se pueden demostrar con exámenes. La palabra nocebo viene de la palabra latina "nocere", es decir, "haré daño". Es lo opuesto del efecto placebo, que significa, "curaré." El fenómeno nocebo es una faceta poco reconocida de la cultura y la medicina que puede ser responsable de una gran cantidad de enfermedades. Depende de la forma en que le hablemos a la gente. Este podría ser un fenómeno enorme en la medicina, especialmente con la cantidad cada vez mayor de tecnología y pruebas de laboratorio disponibles para los proveedores de salud.

El uso excesivo de esta tecnología, o la interpretación excesiva de esta tecnología puede tener grandes efectos placebo, y aún más efectos nocebo, resultando en intervenciones y operaciones innecesarias. La magnitud del fenómeno todavía se desconoce. Es particularmente triste, ya que personalmente les pregunté a 350 médicos y a otras 300 personas lo que significa el término nocebo y nadie lo sabía. Tiene que enseñarse en la escuela de medicina. En la medicina, provocamos efectos placebo y nocebo en los pacientes todo el tiempo. Les cambiamos su percepción de sí mismos continuamente. El efecto nocebo fue descrito por primera vez en 1960 y desde entonces se ha escrito sobre él periódicamente en revistas y libros. Por otro lado, el placebo ha existido durante miles de años. Si buscaras en "Google" la palabra placebo, obtendrías un millón de resultados, comparados con unos pocos en el caso del efecto nocebo.

Algunos de los efectos nocebo, como una declaración negativa de un médico, pueden ser transitorios. Otros pueden ser fatales. Si le dices a un paciente con cáncer que se va a morir en seis meses, es posible que lo haga. Esto está bien documentado en la literatura médica. Si conviertes la desesperanza en esperanza, aumenta la expectativa de vida y la tasa de curación. El Dr. Carl Simington y otros han lo han documentado científicamente.

El efecto nocebo es la causa de la enfermedad por expectativas de enfermedad o muerte, y los estados emocionales asociados. Se han reconocido dos formas del efecto nocebo. En forma específica, el paciente espera un determinado resultado negativo y éste se produce. Por ejemplo, mi hijo, que también es médico, tenía una paciente a quien se le dijo que iba a morir dentro de los seis meses por un pequeño tumor maligno en el cerebro. Ella entró en pánico y nunca se recuperó. Se murió en dos días de una arritmia cardíaca provocada por el estrés. Describo su situación con más detalle en un capítulo siguiente. Otro ejemplo del efecto nocebo es un paciente que cree que se va morir en la mesa de operaciones, y lo hace. No se debe operar a un paciente que cree que se va a morir. La literatura está llena de historias sobre este fenómeno.

En forma genérica, nocebo significa que los pacientes tienen una expectativa negativa. Son pesimistas, están desesperanzados y sus expectativas se manifiestan en forma de síntomas, enfermedades mente-cuerpo y ocasionalmente, la muerte. Las expectativas provocan cambios en los neurotransmisores, hormonas y neuropéptidos en el cerebro, el sistema nervioso autónomo y las células inmunes.

El médico puede ser una enorme causa del efecto nocebo. La forma en que hablamos con el paciente y lo que él percibe pueden tener devastadores efectos nocebo, o maravillosos efectos placebo. Si el médico es un buen placebo, a través de sus palabras, apariencia y acciones, puede producir bienestar. La forma en que se discuten los resultados de los análisis con el paciente es crítica. Si los resultados de la angiografía, resonancia magnética, o análisis de sangre son anormales y no tienen nada que ver con el problema

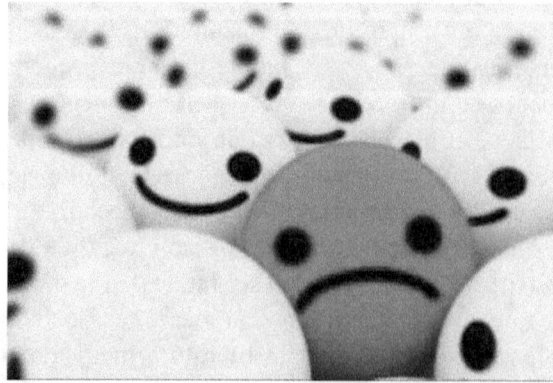

del paciente, se puede inducir una enfermedad o incluso la muerte. Un curandero puede inducir fácilmente el efecto nocebo y la forma de pensar del paciente puede afectar la química de su cerebro y su cuerpo, resultando en una enfermedad. El paciente puede ser sometido a procedimientos u operaciones innecesarias porque se le dijo que tenía un serio problema de espalda, una enfermedad vascular que es un hallazgo incidental y no tiene nada que ver con su dolor en el pecho, o cambios menores en sus senos nasales. Muchas veces, estos descubrimientos con la tecnología moderna no tienen nada que ver con el problema del paciente. Por lo tanto, tenemos que ser muy cuidadosos con nuestras palabras. Muchos de estos cambios se deben al envejecimiento y no están relacionados con otros problemas de salud. Veo esto frecuentemente con la angiografía y la resonancia magnética.

Mi experiencia indica que los proveedores médicos no reciben capacitación en la escuela de medicina sobre los efectos de la mente sobre el cuerpo, o los efectos del cuerpo sobre la mente. Desafortunadamente, esto es muy cierto en la sociedad actual. Recientemente, cuando estaba en mi reunión del aniversario 45 en la escuela de medicina, el decano preguntó si teníamos alguna pregunta. Yo había escrito una pregunta en un papel, pero no la habían contestado. Así que aproveché la situación, me puse de pie y planteé mi pregunta a los tres nuevos médicos que estaban al frente. Pregunté: "¿Qué porcentaje de tiempo dedican los estudiantes al aprendizaje de la nutrición adecuada y el bienestar durante su carrera?". Los recién graduados dijeron que se les había enseñado un poco esta materia en su segundo año, pero eso era todo lo que podían recordar.

Cuando se piensa en ello, el 75% de los pacientes atendidos por un médico en un día cualquiera tiene probablemente una manifestación física de estrés. Los resultados de sus análisis son diagnosticados como enfermedades que realmente se relacionan con el estrés y los cambios por el envejecimiento. Esto da lugar a pruebas adicionales, inyecciones y posibles cirugías. Lo que los pacientes necesitan es un orientador, un médico del bienestar, un médico al que le importe, un doctor que no esté tratando de ganar dinero con los resultados de las pruebas, un médico placebo. El efecto de un médico con actitudes nocebo es indescriptible. Todos los días veo gente que quiere cirugía cuando no la necesita, porque otro proveedor les ha dicho que puede ser necesaria.

Si tu azúcar en la sangre es de 500, eres diabético, pero muchas pruebas no son tan claras. Estas pruebas poco claras se utilizan para convencerte de que algo anda mal. Muchas pueden ser anormales pero no tienen nada que ver con el problema del paciente. No se debe meter en la mente de un paciente que algo está mal. El fenómeno nocebo crea una cultura de la enfermedad. Tenemos que desarrollar una cultura de bienestar.

La medicina oriental está enfocada al bienestar. La medicina occidental se enfoca en la enfermedad. Cuando habla con un paciente, todo médico debe incluir una discusión sobre el bienestar. Los cursos de la escuela de medicina deben enseñar más sobre el bienestar. Los médicos y las escuelas pueden afirmar que no tienen tiempo, pero no lo creo. Tengo 73 años de edad, practico la neurocirugía a tiempo completo, opero casi todos los días, leo y escribo libros todos los días, toco música, juego al tenis, doy numerosas conferencias sobre el bienestar todas las semanas, dirijo dos estudios de yoga, y aún así tengo tiempo de sobra para hablar con mis pacientes.

Debemos darle prioridad a hablar más con los pacientes. Cuando se escogen estudiantes de medicina, no es necesario elegir a los genios, se necesitan estudiantes que practiquen buenos hábitos de salud, tengan buenas personalidades, y tengan la capacidad de preocuparse por las personas que acuden a ellos en busca de ayuda. El 75% de los pacientes puede ser curado por un doctor placebo, amable y orientado al bienestar. Estamos creando carpinteros e ingenieros del cuerpo humano; la enseñanza de una nutrición adecuada y el bienestar debe ser una parte muy importante de la escuela de medicina e incluirse en los exámenes de graduación. Me da pena decir que sólo del dos al tres por ciento de nuestra sociedad va en esa dirección. Seguir este camino llevaría a una mejor atención médica, pacientes más felices, y menores costos de atención médica.

El Curador como un agente del efecto nocebo

Como puedes darte cuenta, la forma en que el sanador se comunica contigo es muy importante. Las palabras del médico fácilmente pueden afectar la percepción del paciente sobre la enfermedad. En la atención de la salud, las palabras utilizadas por el médico tienen un efecto profundo en el bienestar del paciente. Las palabras usadas por el médico pueden llevar a la curación, especialmente a través del efecto placebo. Lamentablemente, las palabras también pueden conducir a innecesarios medicamentos, inyecciones y operaciones, a través del efecto nocebo.

Las palabras pueden hacerte bien y pueden hacerte creer, lo que resulta en cambios químicos en el cerebro y el cuerpo, que se traducen en bienestar. O, las palabras pueden llevar a un paciente adicto a las drogas a sentir ansiedad, miedo o depresión.

Uno de mis hijos, que es neurocirujano, se me acercó un día y me dijo: "Papá, tengo un paciente que creo que representa lo que estás diciendo".

El paciente era una mujer de 35 años de edad con tres hijos. Ella se había divorciado y estaba experimentando una gran presión mental. Después de tener un ataque, le habían hecho una resonancia magnética que reveló un tumor.

No era muy grande, pero era evidentemente maligno. Ella preguntó cuánto tiempo de vida le quedaba. Le dijeron que serían unos seis meses. No usaron palabras esperanzadoras. Ella empezó a gritar, y entró en un estado de pánico que nunca se detuvo. Al día siguiente le hicieron una biopsia, confirmando el tumor altamente maligno. Una vez más, se le comunicó el pronóstico sin usar palabras de esperanza, dado que aproximadamente el 10% de los pacientes vive muy bien durante unos años. La paciente entró en un estado de desesperanza, y aunque el tumor era muy pequeño, estaba muerta al día siguiente.

En esencia, fue como el efecto vudú. Los neuropéptidos abrumaron su cuerpo, la presión arterial subió y tuvo una insuficiencia cardíaca. Una autopsia reveló que había una degeneración neuro-fibrilar. Esta fue una situación muy lamentable, pero demuestra que la forma de pensar, posiblemente inducida por un proveedor de salud tratando de ser muy honesto, puede inducir el efecto nocebo.

El lenguaje utilizado puede curar o matar. Puede cambiar en gran medida tu percepción acerca de lo que realmente está sucediendo. Las palabras equivocadas pueden conducir a la desesperación, y contrarrestar la utilidad de cualquier tratamiento que se prescriba. Muchas veces, lo que el curador dice es más importante que las pruebas. La comunicación domina la situación. El paciente necesita conocer la realidad de lo que está pasando, pero hay que darle un poco de esperanza. Nadie puede estar 100% seguro de lo que va a ocurrir.

Algunos años atrás, tuve un paciente con un tumor maligno en el cerebro. Cuando le dieron el diagnóstico, dijo, "Yo no me voy a morir."

Él vivió más que cualquier paciente que haya tenido con ese tipo de tumor cerebral maligno. No lo olvidaré nunca. Aprendí de su forma de pensar. Hago lo posible para animar a cualquier persona con el mismo diagnóstico para que viva un tiempo muy largo.

El mensaje del médico puede ser transmitido y entendido con claridad, pero el efecto puede ser contrario al bienestar del paciente. No todos los pacientes están igualmente equipados para manejar la verdad y un curador debe saberlo. Como ejemplifica el caso de mi hijo, frente a una paciente con la realidad de una enfermedad potencialmente mortal, decírselo directamente puede tener consecuencias que afecten el bienestar del paciente.

Se podría decir que el médico no tiene más remedio que decir la verdad directamente, así no puede ser acusado de no preparar a los pacientes. Por otra parte, ¿los datos fríos siempre son necesarios o útiles? Si es posible, siempre debemos tratar de convertir la desesperanza en esperanza. Es parte de la curación. El médico sabio emplea todo su arte para potenciar y motivar al paciente. La mente del paciente es extremadamente importante en el proceso de curación.

Las sustancias químicas en el cuerpo son muy diferentes en una persona optimista y en una persona pesimista. Unas pueden llevar a la curación, y las otras pueden conducir a la muerte. El médico debe tratar de evitar una situación en la que el paciente salga de su consultorio aterrorizado, ansioso o deprimido. El pánico inducido por un proveedor de salud puede ser muy perjudicial. Si tratamos sólo la enfermedad, sólo hemos tratado la mitad del problema. El pánico puede inundar el corazón con sustancias químicas, como la adrenalina, y producir un ataque al corazón. Muchas personas con ataques al corazón no llegan con vida al hospital a causa del pánico y el efecto que éste tiene sobre el corazón.

El pánico y el estrés ponen al cuerpo en un caos, a través de todo el sistema endocrino. La verdad no debe negarse ni ignorarse, pero tenemos que darle más importancia a la forma y el estilo de comunicación. A veces, el paciente recibe el medicamento equivocado o tiene una complicación después de la cirugía. Sin embargo, creo que nuestras palabras causan una mayor incidencia de daño en los pacientes. Inducimos el efecto nocebo con lo que decimos, el pesimismo, o por interpretar demasiado la tecnología moderna. Convertimos el proceso de envejecimiento, según la interpretación de imágenes de resonancia magnética y angiografía, en enfermedades. Muchas veces estas pruebas no explican realmente lo que está pasando, sino que simplemente dicen las cosas que vemos. Aunque muchas enfermedades iatrogénicas inducidas por el médico son provocadas por una caída en picada emocional con consecuencias fisiológicas, como resultado de una conversación con un médico.

¿Es posible comunicar la información negativa de una manera que sea recibida por el paciente como un desafío, en lugar de una sentencia de muerte? Creo que podemos mejorar la comunicación sin paralizar al paciente con noticias negativas y sin interpretar demasiado los estudios muy técnicos.

Debemos poner nuestro énfasis en la estrategia de ganar la batalla. Asegurar al paciente que no lo vamos a dejar morir. Darle un abrazo, proponerle una sociedad, trazar un plan, ponerlo por escrito, con copia para el paciente. Enviarlo a un médico de bienestar, que le enseñe técnicas cuerpo/mente para ayudarle a sanar. Darle lo mejor que la ciencia tiene para ofrecer. Ha habido curaciones espontáneas y mejoras con este tipo de tratamiento. Por ejemplo, se ha demostrado y documentado que los pacientes con cáncer viven el doble de tiempo si usan técnicas mente-cuerpo, y aumenta la tasa de curaciones espontáneas. La mayoría de las veces no estamos hablando del cáncer, sino de un dolor de espalda o dolor de cabeza común, e inducimos el pensamiento negativo en el paciente por la excesiva interpretación de pruebas diagnósticas. Este es el problema más común. El propósito básico no es destruir la esperanza, que proporciona un entorno esencial para la curación. El cerebro es el órgano más poderoso. Produce más de 300 neuropéptidos y puede sanarte o destruirte. La tasa de curación depende siempre de la forma de pensar. La mente juega un papel poderoso en la salud y la enfermedad. La mayoría de estas sustancias químicas se activan por la actitud y emociones del propio paciente. Se ven afectadas por la auto-confianza y la confianza en su médico del propio paciente, y pueden promover o destruir la voluntad de vivir. Toda enfermedad grave es tratable y / o reversible, pero el médico responsable quiere aumentar la vida productiva y la supervivencia tanto como sea posible.

La mayoría de las condiciones médicas son benignas, no necesitan actos heroicos; necesitan un placebo, un médico de bienestar que se preocupe por su paciente. Mis pacientes saben que me preocupo por ellos. Los pacientes quieren tranquilidad y desean que se los escuche. Ellos quieren saber que a su doctor le importa si viven o mueren. Como proveedores de salud, debemos satisfacer las necesidades emocionales de los pacientes, y cada paciente es diferente. Yo personalmente creo que la pregunta decisiva cuando te encuentras con un paciente es, "¿Qué está pasando en su vida?" y no, "¿Dónde le duele?"

Ninguna resonancia magnética, radiografía, medicamento ni angiograma puede sustituir el papel del sanador como el guardián de las llaves del sistema de curación propio cuerpo. En realidad, todos necesitamos un médico de bienestar. Por desgracia, no se enseña en la escuela de medicina con frecuencia. Mi esperanza es que cada uno encuentre un médico de bienestar. Este médico de bienestar vive dentro de todos nosotros. ¡Sólo necesita que lo despierten!

Historia del Nocebo

La relación entre el sanador y el paciente, lo que él dice y lo que preguntemos, determinará si tendrá un impacto positivo o negativo, un efecto placebo o nocebo. Le ayudará o le hará daño. Una declaración negativa pueden anular el beneficio de los tratamientos, o incluso hacer que una persona enferma se sienta peor. En conjunto, la personalidad y la convicción del curador, la actitud esperanzada de la persona enferma, y una relación terapéutica positiva con el sanador generan efectos placebo. Si ocurre lo contrario, las declaraciones negativas, las declaraciones de miedo, la expectativa de muerte o nombrar enfermedades que no existen en realidad, pueden tener consecuencias negativas, o efectos nocebo. Un médico con una actitud negativa hacia un tratamiento para un paciente puede comprometer el éxito del tratamiento. Si tu médico no pasa tiempo contigo, o no quiere mirarte a los ojos, puedes obtener un efecto nocebo de esa relación. Si te da una receta y menciona una gran cantidad de efectos secundarios potenciales, puede ser perfectamente honesto, pero destruye el efecto placebo de la medicación. Dudo que puedas recibir el potencial 70% de efecto placebo de la medicación. Si el efecto nocebo es mayor que el beneficio terapéutico y la historia natural de la enfermedad, el tratamiento te pondrá peor.

El Dr. Walter Cannon recibió el crédito por la investigación sobre el estrés agudo. La respuesta al estrés agudo describe el concepto de la muerte vudú como el poder fatal de la imaginación funcionando con un terror absoluto. Estas eran las creencias de las sociedades aborígenes, en Australia, Nueva Zelanda, Polinesia y África. Es bien sabido entre los africanos en Haití, que un poderoso curandero puede causar la muerte a través del miedo. Te señala con el dedo, crees que te va a matar, y lo hace.

El Dr. Cannon creía que la muerte vudú se producía por una reacción exagerada de la adrenalina del sistema nervioso autónomo, a causa del miedo. Este es un ejemplo extremo del fenómeno de lucha o huida, por el que el Dr. Cannon es bien conocido. Otros han publicado documentos médicos que sugieren que funciona a través del sistema nervioso parasimpático y un fallo del sistema nervioso autónomo, y la causa de la muerte es la arritmia cardíaca. Los científicos modernos han localizado el componente emocional del miedo en una parte del cerebro llamada la amígdala.

¿Cuándo es Más Probable que Ocurran los Efectos Nocebo?

Cuanto más graves sean los síntomas, peor será el dolor, y más probable que funcione un placebo o nocebo. El papel de las expectativas y el estado emocional de la persona aumentan la probabilidad de un efecto placebo o nocebo.

Cuanto mayor sea la anticipación temerosa de que el chamán o brujo médico tiene el poder de hacer daño, es más probable que suceda. Un médico o enfermera pueden aliviar los síntomas a través de una actitud positiva y una relación de confianza, o pueden hacer daño a través de actitudes negativas y falta de empatía. La preocupación, la ansiedad, el estrés, la ira y la depresión influyen negativamente en los resultados de la salud. El cinismo, la desconfianza y una expectativa pesimista pueden generar resultados negativos como la enfermedad. Un profesional médico puede ser capaz de superar el pesimismo del paciente con una actitud positiva, o puede agravar las cosas con palabras negativas. Exagerar los síntomas que realmente pueden necesitar muy poco, puede conducir a cirugías innecesarias y a reducir las expectativas del paciente. El auto-escrutinio, como resultado de nuestra plaga nacional de estrés, puede resultar en una variedad de enfermedades de cuerpo y mente. Ciertas enfermedades como el síndrome del intestino irritable, la fibromialgia, un dolor de pecho típico, etc., no tienen ninguna base demostrable. Los estudiantes de medicina generalmente desarrollan síntomas negativos durante el estudio de determinadas enfermedades. Alrededor del 75% de los pacientes con dolor torácico descubren que el estrés es la causa. Este es un efecto nocebo provocado por un excesivo escrutinio del cuerpo. La neurosis cardíaca es un efecto nocebo.

Los exámenes médicos negativos pueden tener un efecto placebo, a pesar de que no acertar con el diagnóstico puede tener un efecto nocebo.

Si te dicen que tus síntomas no significan nada, puedes comenzar a buscar otro médico y una solución simple que te haga mejorar.

Por lo tanto, se debe dar una explicación simple de los síntomas del paciente. En general, yo uso términos bastante benignos como fibromialgia o miositis tensional. Esto significa que no hay nada muy malo, y que tienes una condición tratable. Trataré esta condición con educación, técnicas de reducción del estrés y ejercicio, y haré que el paciente vea mi sitio web y las 20 recetas de Rudy y Kelly para reducir el estrés. Ahora el paciente sabe que algo anda mal, pero le di una esperanza y le aseguré que se trata de una condición benigna. Si yo le diagnostico una enfermedad mente-cuerpo, como la fibromialgia, paso mucho tiempo explicándole, dándole cosas para leer, asegurándole que el problema no está en su cabeza, y esbozando un programa de tratamiento. Por eso tengo dos estudios de yoga que enseñan bienestar. Tengo 300 personas en clases de control de peso, impartidas por instructores certificados y les doy regularmente una conferencia gratuita sobre salud.

Yo siempre recomiendo hacer ejercicio, una caminata de 30 minutos es tan buena como tomar una pastilla antidepresiva, en muchos casos. El paciente moderno quiere hechos; adoramos el altar de la víctima y buscamos una explicación, el significado y el reconocimiento de nuestro sufrimiento. Un médico nunca debe dudar de los síntomas del paciente, incluso si se muestra escéptico cuando le da un plan. Pocas cosas pueden hacer enojar más a un paciente que decirle que sus síntomas están en su cabeza. El diagnóstico le demuestra al paciente que su queja se toma en serio, que es una aflicción legítima, y que su sufrimiento se reconoce como auténtico. Los síntomas de las enfermedades y malestares de cuerpo y mente son reales. El diagnóstico ofrece una explicación comprensible y satisfactoria de la enfermedad. El tratamiento desdeñoso de los síntomas puede tener efectos nocebo, igual que exagerar las causas de los síntomas puede llevar a la cirugía y a persistentes efectos nocebo. Una explicación le da sentido a la enfermedad, y su ausencia disminuye el sentido de bienestar. Los médicos deben evitar etiquetar a las personas con una enfermedad que no tienen, debido al exceso de interpretación de sus pruebas de diagnóstico.

Te voy a dar otro ejemplo. Mi esposa fue a ver a una médico internista por primera vez. Ella escribió una serie de diagnósticos y le entregó el pedazo de papel que decía, en negrita, hipertensión e hipertiroidismo. Ninguno de ellos resultó ser correcto, pero cambiaron temporalmente la percepción de sí misma de mi mujer. Tomé su presión a la mañana siguiente y era de 100 y 70 y su análisis de la tiroides fue normal. Le dio una receta para la hipertensión, y yo le dije que no la comprase hasta que tomáramos la presión unas cuantas veces más. La percepción es todo, las palabras que utilizamos son todo.

Esta designación de enfermedades es un subproducto de la especialización. Ahora tenemos médicos de órganos, todo el mundo aplica sus conocimientos a un órgano, no a todo el cuerpo. Los mismos síntomas médicos pueden producir una variedad de diagnósticos, según los especialistas que veas. Si yo te digo que tienes una enfermedad de la mente-cuerpo, te pueden decir que tienes una enfermedad intestinal. Otro puede decir que la vesícula biliar está causando problemas y te querrá operar. Si se tratara de un cirujano, querría hacerte una operación exploratoria y te extraería la vesícula biliar. Muy pocos médicos están considerando todo el cuerpo o la práctica de la medicina holística. Un médico holístico hace una larga historia clínica, se entera de lo que está pasando en tu vida, te permite participar en tu cuidado, te ofrece una gran cantidad de alternativas y no te diagnostica cuando hay muy poca evidencia de la condición. Sólo porque tengas cálculos biliares, cálculos renales o enfermedad lumbar degenerativa, no quiere decir que esa sea la causa de tu dolor de espalda. Tiene que demostrarse. Debes consultar a un médico holístico. Pocos médicos están preparados para tratar los problemas psicológicos fundamentales del paciente, ya que se enseña muy poco sobre este tema en la escuela de medicina. La mayoría de los médicos no están entrenados sobre lo que es una nutrición adecuada. Un especialista es un especialista, cada uno con una visión estrecha de un solo órgano. Una vez que se han agotado las pruebas de ese órgano, el paciente continúa decepcionado, buscando entender el significado de los diversos síntomas.

¿Qué es el Placebo?

Yo creo que la mayoría de la gente percibe al placebo como un medicamento que no tiene ningún valor inherente. Pero como el paciente piensa que lo tiene, puede tener un efecto. De hecho, un placebo puede venir en muchas formas, como una persona, un médico o un profesional de la salud. Dado que valoras su opinión, tienen la capacidad para curarte. De hecho, un placebo también puede ser un procedimiento, una prueba, inyecciones o una operación.

Gran parte de la eficacia de un placebo es la percepción del paciente. Por ejemplo, mis pacientes han comentado muchas veces que soy el hombre mejor vestido en la ciudad. Siempre me han gustado las buenas corbatas, los zapatos extranjeros y los trajes elegantes. ¿Por qué? Me hacen sentir bien y, a su vez, hacen que mis pacientes sientan confianza en mis habilidades para ayudarlos. Estoy 100% convencido de que mi estilo de vestir tiene un efecto placebo en mis pacientes. Su actitud cambia inmediatamente. Piensan que soy exitoso y, por lo tanto, creen que los puedo curar. La percepción es muy importante.

Te voy a dar otro ejemplo de una persona que fue curada por un procedimiento que no tenía ningún valor inherente. Yo estaba tratando a un exitoso presidente de una compañía que tenía un severo dolor del nervio ciático, que se suponía que era por un disco roto. Intenté varios tipos de tratamiento no quirúrgico para curarlo, incluyendo medicamentos, terapia física, un quiropráctico, hidromasaje y ejercicio. Ninguna de las terapias no quirúrgicas funcionó. Los rayos X y la resonancia magnética del paciente eran completamente normales. Le dije que no había evidencia clara de una ruptura de disco. Me dijo que si no hacía algo, tendría que cerrar su pequeña fábrica y dejar a 30 personas sin trabajo. A veces, una ruptura de disco puede estar oculta y se puede encontrar durante la cirugía, a pesar de tener una radiografía normal. Así que lo operé y no encontré absolutamente nada. En ese momento tuve que pensar como un sanador. En lugar de decirle que no había encontrado nada, le dije que había eliminado la presión sobre el nervio y quitado algo de artritis. Exageré, pero él volvió al trabajo en dos días. La operación tuvo un efecto placebo, ya que no encontré nada durante la cirugía.

El efecto placebo va más allá del mundo físico. Yo lo veo como la creencia del paciente que cambia la química de su cerebro, provoca la secreción de hormonas, neurotransmisores y neuropéptidos y eso hace que el paciente se recupere.

La historia de la medicina antes de la década de 1900 revela la existencia del efecto placebo, según el Dr. Osler, un famoso médico. La palabra placebo viene del latín placere, "te agradaré." Originalmente se trataba de un medicamento prescrito para satisfacer al paciente, en lugar de tener cualquier expectativa de actividad   real. Los procedimientos que implican sangrías, las sanguijuelas, serpientes, ranas y todo tipo de criaturas también se utilizaban por su efecto placebo. Estos placebos son sustancias inertes recetadas como un medicamento. Se les daba una sustancia inactiva para satisfacer una mayor demanda de medicamentos. Muchas veces funcionaba, pero a veces provocaba daño, como las sangrías. George Washington, el primer presidente de los Estados Unidos de América, murió por eso.

Lo creas o no, a veces funcionaba. Hace un siglo, el doctor William Osler dijo: "Uno debe tratar a tantos pacientes como sea posible con el nuevo fármaco, mientras todavía conserve el poder de curar." Él se refería claramente al efecto placebo de un medicamento que no tiene ningún valor inherente. En otras palabras, no hay ninguna prueba científica de que un placebo funcione. Es sólo la creencia del paciente lo que lo hace funcionar, sobre todo la forma en que lo presente el médico; no tiene valor intrínseco.

Cualquier terapia, incluyendo inyecciones, cirugía, dieta, medicina natural, dispositivos y procedimientos, puede producir el efecto placebo. Los placebos se han usado desde el inicio de la medicina y creo que deben ser parte de la práctica cotidiana. A lo largo de los años, el 50% a 75% de los pacientes que he visto necesitaban enseñanza sobre el bienestar y podrían haberse beneficiado con un placebo, si se lo presentaba un médico que se preocupa por su paciente. Esto eliminaría el riesgo de tomar una gran cantidad de medicamentos y someterse a procedimientos. Necesitamos una gran cantidad de médicos de bienestar que aprovechen el efecto placebo, y no sean un nocebo para su paciente. Los antiguos chinos tenían aproximadamente 2.500 medicamentos en su vademecum. Curaban a muchos pacientes, pero la mayoría de ellos eran medicamentos inertes sin efectos secundarios. Antes de la Segunda Guerra Mundial, el uso deliberado de medicamentos inertes era parte de la medicina cotidiana.

La historia y el misterioso placebo

El efecto placebo ha sido utilizado durante siglos. La prescripción es un certificado de recuperación segura y los pacientes la esperan. El truco es darle al paciente sólo unas pocas píldoras de las menos riesgosas que se puedan encontrar. Creo que el médico debe usar un placebo real. Debe tratar de encontrar algún tipo de medicamento seguro de una tienda de alimentos saludables. Tengo una lista en mi oficina y acudo a ella cuando estoy tratando un dolor bastante benigno y la percepción del paciente parece estar fuera de sincronía con la realidad de la situación. Uso sustancias químicas que tienen algún efecto, pero debido a las expectativas del paciente, por lo general funcionan. Ayudo al paciente sin un gran riesgo y sin hacerlo adicto a los narcóticos. Creo que todos los sanadores necesitan algunos medicamentos para usar cuando ven la oportunidad de ayudar a los pacientes a recuperarse sin dañarlos ni llevarlos a la adicción.

Aprovechar el efecto placebo es totalmente ético. Es simplemente una herramienta para ayudar al paciente, no para engañarlo. El cuerpo sabe cómo ponerse bien y recuerda el bienestar. Al Dr. Herbert Benson le gusta llamar al efecto placebo "el recuerdo del bienestar." Creo que tiene razón. Norman Cousins dijo que "la mayoría de la gente parece sentir que sus quejas no son tomadas seriamente a menos que estén en posesión de una pequeña hoja de papel con mágicas inscripciones indescifrables." La prescripción es el pagaré médico de la buena salud, pero los medicamentos no siempre son necesarios. La creencia en la recuperación siempre es necesaria; sin embargo, un mensaje importante de la comunidad médica es que la práctica de la medicina debe basarse en pruebas científicas y estudios doble ciego, o en evidencias. Lo que hemos hecho es básicamente eliminar el cerebro del cuerpo humano, como hizo René Descartes hace 300 años. No se ha superado esta práctica. La comunidad médica parece haber olvidado los efectos de la mente humana y la percepción del paciente de su problema médico.

El éxito de los sanadores a lo largo de los siglos debe ser evaluado con respecto a la capacidad de auto-sanación que existe en todos los seres vivos. Los mecanismos de recuperación espontánea de la enfermedad física y mental no siempre se comprenden totalmente. No sabemos todo lo que los neurotransmisores, hormonas y neuropéptidos producida por el cerebro y el cuerpo pueden hacer por nosotros. En su famoso libro Las moléculas de la emoción, Candace Pert discute este tema en detalle. Nuestra forma de pensar tiene un tremendo efecto en nuestro bienestar. Pert explica cómo nuestro cerebro le habla a nuestro cuerpo a través de los neurotransmisores, hormonas y neuropéptidos, y nuestro cuerpo le habla a nuestro cerebro a través de las mismas sustancias químicas. Los monocitos de la sangre producen los mismos neurotransmisores, hormonas y neuropéptidos— del cerebro al cuerpo, del cuerpo al cerebro.

La actitud mental de un paciente tiene mucho que ver con el curso de su enfermedad. Nuestra forma de pensar puede afectar nuestro sistema inmunológico. El estrés puede causar cáncer. Sin embargo, en algunos casos, el pensamiento positivo puede curar el cáncer. A un paciente más esperanzado le va ir mucho mejor que a un paciente pesimista. Entonces, la forma de hablarle a un paciente es extremadamente importante. Podemos inducirle un efecto placebo o un efecto nocebo. Un sanador que no sabe cómo comunicarse con el paciente no tiene ningún efecto placebo, y probablemente debería ser un radiólogo o un patólogo, o directamente no estudiar medicina. Los comités de admisión a las escuelas de medicina necesitan conocer la personalidad de los estudiantes que admiten en la facultad. No necesitan genios, necesitan admitir a los estudiantes a quienes les gusten las personas y sean buenos comunicadores y motivadores. Eso es lo que hace a un sanador. La secreción de hormonas, neurotransmisores y neuropéptidos afecta positiva o negativamente los estados emocionales. Dado que el estrés puede destruir al cuerpo humano, una buena relación médico-paciente es muy importante. Es necesario que haya una asociación entre el médico y el paciente. La única manera de mejorar el sistema de salud es a través de una sociedad del bienestar. El paciente debe asumir alguna responsabilidad por su propio bienestar, pero el sanador debe enseñarle la forma de lograrla. Después de todo, la palabra médico significa maestro.

La medicina moderna se hará aún más científica cuando los médicos y sus pacientes hayan aprendido a manejar las fuerzas del cuerpo y la mente. La medicina es muy científica, pero es necesario hacer grandes progresos en relación con las sustancias químicas de la mente humana.

Una píldora placebo dada por un médico parece ser más potente que la que da una enfermera o un empleado. Una inyección de placebo es más poderosa que una píldora. Una píldora grande es más efectiva que una pastilla pequeña, y una muy pequeña es mejor que una pastilla de tamaño normal. El color y el tamaño de las pastillas afectan la respuesta al placebo. Las cápsulas son más eficaces que los comprimidos. Las pastillas de color amarillo son para la depresión y las verdes son para la ansiedad.

Se cree que el placebo es bloqueado por el narcótico naloxsone, lo que demuestra el efecto placebo de la medicación. El placebo puede ser provocado por tus propias endorfinas. A través de los siglos casi cualquier cosa que te puedas imaginar ha sido probada como placebo. Algunas de estas sustancias eran modas y fraudes. Por eso, un medicamento placebo tendría que ser dado por un experimentado médico que conozca la medicina científica, la aplique de manera adecuada y no trate de usarlo para ganarse la vida. Los médicos deben actuar con buen juicio y no sustituir un placebo por un medicamento probado científicamente, pero un placebo correctamente usado funciona realmente bien.

Me parece que el efecto nocebo que los médicos están teniendo en sus pacientes a través de la tecnología médica moderna, la química y los procedimientos, está haciendo un gran daño. No estoy preocupado por el efecto placebo, sólo estoy señalando la forma de aprovechar sus beneficios. Muchas veces podemos lograr que los pacientes se mejoren sin una gran cantidad de actos heroicos. Por otro lado, los comentarios negativos sin duda pueden enfermarlos más y dar lugar a procedimientos innecesarios. El placebo es el gemelo bueno y el nocebo es el gemelo malvado.

¿Cómo funcionan los Placebos y Nocebos?

Por las secreciones del cerebro, así como por los monocitos de la sangre. Los mecanismos responsables están conectados con los circuitos en la corteza cerebral. Son posibles varios modos de acción, como una sugerencia, condicionamiento y los estímulos de todos nuestros sentidos. La respuesta deseada puede ser condicionada a través del entrenamiento, ya sea de un animal o de un humano. La biorretroalimentación es un ejemplo. El médico puede ser el mayor placebo o nocebo. El grado en que sea capaz de inducir el placebo o nocebo tiene un efecto tremendo sobre la situación.

Cuanto mayor sea la necesidad de ayuda del paciente, más probable será que se traduzca en una respuesta positiva que puede ser obtenida sin que se dé cuenta. La experiencia significativa, que es muy importante, a través de mecanismos corticales, puede inducir cambios generalizados en el cuerpo y sanar o dañar al paciente. La administración de medicamentos tiene significado para el paciente, y el efecto varía de persona a persona, porque todos pensamos de manera diferente.

Cualquiera puede introducir una nueva droga o píldora y puede funcionar durante mucho tiempo, pero puede ser difícil eliminar o destruir un viejo remedio, incluso después de que haya dejado de funcionar. Por ejemplo, la sangría se mantuvo durante siglos a pesar de sus efectos adversos.

Nuestro Espíritu, el Sexto Sentido

Nuestros cinco sentidos son para escuchar, ver, oler, tocar y probar. Junto con nuestro sexto sentido, la mente, todos afectan enormemente el efecto placebo y el efecto nocebo. El consultorio, el hospital, los médicos, la forma en que viste el médico, la corbata que lleva, el equipo quirúrgico, la forma en que el personal te trata, el prestigio del hospital, todos estos factores pueden generar confianza o temor en el paciente. Puedes ir a una clínica famosa, pero puede que el médico sea tratado como si fuera más importante que tú. Seamos realistas, la clínica puede ser famosa, pero si te encuentras con un médico nocebo, la institución no puede hacerte mucho bien.

Si interpretan demasiado los rayos X o los análisis de sangre, todavía estás en un camino nocebo. Debes decidir si vas a ver a un médico de bienestar o a un carpintero o un ingeniero del cuerpo humano. Si el médico se jacta de que ha hecho miles de estos procedimientos, eso puede hablar bien de su habilidad, pero no necesariamente de su buen juicio. ¿Recuerdas todas las operaciones del corazón realizadas en Texas por un solo médico? Me pregunto a cuántos de sus pacientes les enseñó sobre una dieta y nutrición adecuada. La decisión de someterse a una operación puede ser mucho más importante que la habilidad del cirujano. La mayoría de los cirujanos puede hacer los procedimientos bien, pero la verdadera pregunta es sobre su juicio al decidir la operación. Debes preguntarte si estás viendo a un médico de bienestar. Los símbolos de la medicina moderna proporcionan tranquilidad y comodidad, y pueden reducir la ansiedad, el miedo y la hostilidad.

Un paciente con miedo no debe someterse a una cirugía, a menos que sea para salvarle la vida. La tasa de mortalidad por cirugía es mayor en pacientes que tienen miedo. El proceso y el tono del profesional de la salud pueden tener una gran importancia.

Por ejemplo, si veo que antes de ir a la cirugía el paciente llama a su guía religioso, pastor, sacerdote, rabino, etc, yo siempre les pido que digan una oración. Es sanador para el paciente y para mí. Y siempre les pido que me incluyan en sus oraciones. Permíteme contarte una gran historia. Un amigo mío quiropráctico se casó con una bella dama rusa que conoció en un viaje allí. Ella es hermosa de cuerpo y de mente. Ambos habían asistido a muchas de mis conferencias sobre la conexión cuerpo-mente. Poco después del nacimiento de su hijo, les hice una visita. Ella me pidió que sostuviera al bebé recién nacido y me di cuenta de que este bebé era muy sereno, muy tranquilo y soñoliento. Le pregunté a la madre qué tipo de anestesia habían utilizado durante el parto. Ella dijo, "Dr.Kachmann , me sorprende que me lo pregunte. Asistí a todas sus conferencias. Sólo medité y no sentí ningún dolor." Puedes ver que ella tenía una percepción del dolor diferente que la mayoría de nosotros. También tuvo una doctora que utilizaba muchas palabras positivas y creía en la conexión mente-cuerpo. Realmente, tuvo un médico placebo. Usó técnicas de respiración como anestesia, y su propia morfina y endorfinas quitaron todo el dolor. Este es uno de mis ejemplos favoritos de usar la mente para lograr un efecto placebo. Los símbolos que vemos, las palabras que oímos, lo que sentimos, lo que probamos, lo que olemos y lo que significa la espiritualidad en nuestra mente tiene un gran efecto en la forma en que interpretamos una situación donde se administra un placebo o nocebo.

REVERTIR LA DIABETES TIPO II

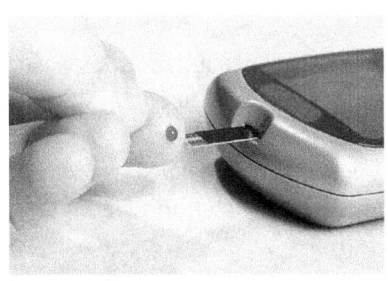 Estoy completamente convencido de que la diabetes tipo II puede ser revertida. Creo que puede hacerse del 80 a 90% de las veces en 60 días. El Dr. Franklin House siente que puede hacerlo en 30 días. Escribió un famoso libro, *El Milagro en 30 Días*. Lo he leído muchas veces, estoy completamente de acuerdo con él y doy gracias a Dios por haber encontrado ese libro.

Nunca he conocido a un internista que lo haya leído. Él ha estado haciendo esto durante 25 años y tiene una enorme experiencia. Recuerda que el 90% de los diabéticos tipo II se vuelven diabéticos tipo I.

El Dr. Neil Barnhardt siente que se puede hacer también con una dieta vegetariana. Él también publicó un libro maravilloso, describiéndola. El Dr. Joel Fuhrman, el creador de la forma *Neutritarian* de comer, con alimentos densos en nutrientes, apoya claramente el concepto de la eliminación de la diabetes tipo II.

He leído todos sus libros y visité algunos de sus campamentos y cursos. De hecho, me voy de nuevo el viernes para asistir al seminario de una semana del Dr. Joel Fuhrman, en San Diego. También es un gran jugador de tenis, y estoy muy entusiasmado con este viaje. Espero que haya practicado mucho, porque jugaremos un partido muy reñido. El consenso es el mismo: el monstruo de la diabetes tipo II puede ser eliminado casi siempre. Vamos a quitarte este mono de la espalda. En realidad, si comieras como lo hace él, estarías muy sano.

Hoy existe una poderosa evidencia de que el cambio a una forma saludable de comer, sin hacer dieta, puede tener un fuerte efecto sobre las células y el metabolismo del azúcar. Si tienes diabetes tipo II, tu cuerpo no procesa bien el azúcar; la resistencia a la insulina por la grasa es el problema.

Para mantener bajo tu azúcar en la sangre, debes evitar lo más posible los azúcares procesados. Evitar todos los carbohidratos es un error; sólo tienes que seleccionarlos mejor usando el índice glucémico. Limitar los almidones como el pan, la pasta y el arroz, y comer carne, queso, pan blanco y arroz blanco, es un gran error. Una dieta baja en carbohidratos eventualmente lleva a comer de más. La dieta Atkins ha sido un desastre, y algunos de los libros que he leído la califican como un fraude .

Dado que ahora no estás bajando de peso con la dieta estándar recomendada por muchos, te recetan varios medicamentos. Muchos de los medicamentos provocan una caída de azúcar en la sangre, pero ahora sientes hambre y empiezas a comer más, lo que agrava el problema. La mayoría de todos los los diabéticos tipo II que veo tienen mucho sobrepeso, y toman múltiples medicamentos para probar el punto. Dicen: mi azúcar en la sangre está bien, doctor, mi diabetes está bajo control. Pero todavía tienen diabetes, y no ven dentro de su cuerpo donde está el verdadero problema. Vamos a hacer un plan y deshacerte de esta enfermedad que te dará muchos problemas en el futuro. Los últimos 20 años de tu vida serán muy difíciles, si es que vives tanto tiempo. La causa más común de muerte en el diabético es un repentino ataque al corazón, sin previo aviso.

Además de darte los medicamentos habituales para la diabetes, tu médico probablemente te dará medicamentos para los problemas que causa, hipertensión, niveles elevados de colesterol y triglicéridos, medicina para el dolor de la neuropatía diabética, para la pérdida de visión, medicamentos para los efectos en la piel y tal vez algo para prevenir un accidente cerebrovascular o ataque al corazón.

Hablemos sobre el estudio de China hecho por el Dr. Colin Campbell. *El Estudio de China* es un gran libro para leer. Él y un grupo de otros médicos bajo el comunismo estudiaron a mil millones de chinos. Examinaron su patrón de alimentación y encontraron una correlación enorme con las enfermedades que desarrollaban. Los que comían una dieta vegetariana casi no tenían enfermedades, los que comían una dieta con grasas tenían muchas enfermedades vasculares, diabetes, hipertensión y el cáncer. Variaba de una región a otra, según la cantidad que comieran de esos alimentos. Muchos médicos apoyan este estudio. Al final del estudio, se pudieron relacionar los alimentos, incluso en diferentes ciudades, según las enfermedades que tenían. Se logró reunir una gran cantidad de información útil. Donde comían una dieta basada en vegetales, había pocas enfermedades vasculares, ataques cardíacos, accidentes cerebrovasculares, escasa demencia y bajas tasas de cáncer. Eso nos dio a todos un mensaje enorme. No evitan los hidratos de carbono, y comen más almidones que nosotros. Comen principalmente carbohidratos con un bajo índice glucémico. Se alimentan de arroz, granos, verduras, frijoles y algo de pescado. No comen alimentos refinados, alimentos despojados de sus nutrientes. Comen arroz integral, pan integral, y papas con la cáscara sin agregarles nada. En Japón hace 15 años, sólo el 1% de la población era obesa, frente al 30% en los EE.UU. Nuestros restaurantes de comida rápida se han trasladado a Japón, y las cosas están cambiando. No comas en los restaurantes cuyo nombre es el mismo en todos los países.

Japón tuvo que lanzar una iniciativa nacional para cambiar el rumbo de la mala alimentación. Los empleadores deben medir la cintura de todos los empleados o les imponen una enorme multa. Incluso cambiaron el nombre de la obesidad a "metabow" por el síndrome metabólico, porque a la gente le gustaba la palabra obeso. Los japoneses que viven en Hawaii empezaron a comer al estilo americano y se están enfermando más. Las cosas empeoraron más cuando se mudaron a California, y ahora tienen las enfermedades estadounidenses, y peores aún. La razón es que tienen en su estructura genética, según la evolución, el gen ahorrador. Si comes los alimentos equivocados, el gen se expresa y te vuelves obeso muy rápidamente. Otros grupos étnicos como los de África, Sudamérica y Micronesia, y los indios Pima también tienen los genes ahorradores.

Tienen una tasa muy alta de complicaciones de la diabetes tipo II cuando el gen se expresa después de comer alimentos malos, como grasas, azúcar y sal. El problema no son los carbohidratos, el azúcar y el almidón, el problema es la forma en que el cuerpo los procesa. Los carbohidratos no causan diabetes, es la grasa la que causa resistencia a la insulina.

La insulina es producida por el páncreas, las células beta ubicados en los islotes de Langerhans. Un estudiante de medicina en Alemania descubrió los islotes que producen insulina en el 1800.

Los asiáticos cambiaron a las hamburguesas, pollo frito, queso y platos occidentales, y ahora tienen las mismas enfermedades que nosotros. La grasa, la sal y el azúcar los están matando. Ahora hay en Japón restaurantes de comida rápida en todas partes, como en los EE.UU. Antes tenían una tasa de diabéticos del 1% en Japón y ahora es del 12% y cada vez sube más. Es el gen ahorrador en acción. El culpable es la dieta occidental. La insulina fabricada por el páncreas (ver ilustración) abre la puerta a la pared celular para la producción de energía. Se supone que abre la puerta y deja entrar al azúcar, pero la llave de la cerradura se ha quedado atascada. Se ha atascado porque la grasa llena los receptores, y también la grasa en las células impide la comunicación para que la insulina abra la puerta. Esta es la resistencia a la insulina. La llave no funcionará. Nuestro objetivo es abrir la puerta mediante la reducción del nivel de grasa en la sangre. El problema fundamental en la diabetes tipo II es hacer entrar la glucosa en la célula donde debe estar, para producir energía, adenosina trifosfática (ATP).

Una dieta vegana, u 80% flexitariana o70% densa en nutrientes (ver mi libro El secreto de la no dieta), sin proteínas de origen animal, sin productos lácteos, sin alimentos refinados, una dieta basada en vegetales, pero en la que puedes comer todo lo que quieras, es la que debes consumir casi todo el tiempo.

• Carbohidratos de bajo índice glucémico
• Cereales integrales
• Verduras
• Legumbres
• Fruta

Una caída de un punto en la prueba de sangre de A1C para la diabetes tipo II puede reducir enormemente el riesgo de enfermedad renal y de la vista. En realidad, es fácil adaptarse a esta forma de comer. Por lo general, en 21 días tu apetito va a cambiar. La enorme cantidad de fitoquímicos en los alimentos que consumes reducirá el apetito. Es una forma saludable de comer, no sólo para el azúcar en la sangre, sino también para prevenir enfermedades cardíacas, hipertensión, demencia, enfermedades autoinmunes y cáncer.

El ejercicio es una parte fundamental del plan. El ejercicio mejora tremendamente la resistencia a la insulina y remueve la grasa de las células.Hace años, el Dr. Dean Ornish publicó una cantidad de documentos y libros sobre la manera de comer para prevenir, detener y revertir la enfermedad vascular. Sus libros son una gran lectura. Los he leído todos varias veces y algunos de mis pacientes siguen su programa. A uno de mis pacientes se le dijo que necesitaba un trasplante de corazón. Quince años más tarde, está vivo y y siguiendo el plan Ornish, que es básicamente lo que estoy enseñando.

Además, si comes de la manera que te recomiendo, estarás delgado, te verás bien y, probablemente, agregarás 20 años a tu vida-y quizá más. Tu azúcar en la sangre se puede corregir muy rápidamente si sigues este tipo de dieta, así que ponte en contacto con tu médico para ajustar la dosis de tus medicamentos, si los tomas. El. Dr. Franklin House suspende los medicamentos orales en el primer día, por ejemplo. Puedes tener un poco de sobrepeso, elevada cantidad de grasa en las células y puedes desarrollar ciertamente, resistencia a la insulina durante muchos años antes de declararse una diabetes completa. Así que el análisis de la insulina en ayunas debe ser parte de un examen físico de rutina. La investigación reciente ha demostrado que en la diabetes tipo II, hay poca cantidad de las pequeñas fábricas de energía,los hornos para quemar la grasa y el azúcar para producir energía. Algunas investigaciones indican que la grasa "apaga" los genes que hacen que tus hornos de energía, las mitocondrias, trabajen menos.

EL ESTRÉS Y LA INSULINA

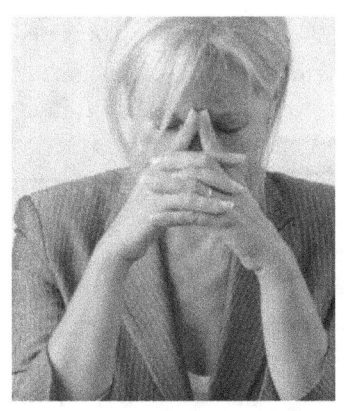

El estrés tiene una influencia enorme en la secreción de insulina. La insulina controla la lipoproteína lipasa – LPL, que controla el almacenamiento y la utilización de la grasa. Ésta es la que causa inflamación y resistencia a la insulina. El estrés juega un papel muy importante en eso.

El estrés es la incapacidad de hacer frente a las amenazas, reales o imaginarias, a nuestro bienestar físico, mental, emocional y espiritual. Esa es la mejor definición de estrés, en mi opinión, en la sociedad actual.

El Dr. Hans Seelye, el famoso investigador que publicó al menos mil estudios médicos sobre el estrés, lo llamó, "La respuesta inespecífica del cuerpo a la tensión." Realizó un montón de estudios en animales y es famoso por el "síndrome de adaptación."

El estrés está en todas partes, es universal e interminable. El estrés estaba aquí ayer, está aquí hoy y estará mañana, especialmente en esta sociedad acelerada, con tecnología, celulares, correos electrónicos, pago de impuestos y tensión laboral. La multiplicidad de tareas ocurre todo el tiempo, especialmente en mi vida y probablemente en la tuya.

La Organización Mundial de la Salud predice que para el 2020, los trastornos por estrés serán la segunda causa principal de mortalidad. Échale un vistazo a mí Índice Mente-Cuerpo para darte una idea de la larga lista de enfermedades causadas por el estrés, y eso que no las enlista a todas. He venido practicando la neurología y la neurocirugía desde los 39 años, hace 41. Creo que el 75% de lo que estoy viendo en mi consultorio es una representación física del estrés. Y lo mismo sucede con los demás médicos, excepto que muchos de ellos no se dan cuenta, lamentablemente. Cosas como fibromialgia, dolor de cabeza crónico, dermatitis neural, dolor crónico, migrañas y muchos otros son enfermedades causadas por el estrés.

Le estamos haciendo demasiado a esta gente. Necesitan técnicas de reducción del estrés y un enfoque más suave. Estas enfermedades pueden conducir a análisis, inyecciones, tomografías computarizadas, resonancias magnéticas, y operaciones innecesarias. Las personas estresadas fuman más, beben más y toman más narcóticos y drogas ilegales.

El estrés ha sido una mega tienda de enfermedades, ya que aumenta el nivel de insulina, lo que provoca comer en exceso.

En realidad, el estrés es miedo. Sentimos miedo porque nos sentimos amenazados. La persona siente estrés, pero sólo es su percepción lo que afecta su salud. El estrés puede ser real o imaginario. Por eso funciona la meditación, porque te coloca en el momento presente, no en la tormenta de ayer ni el huracán de mañana. Cuando vives en negación, estás menos estresado. No podemos diferenciar las amenazas reales de las imaginarias. Tu cerebro no conoce la diferencia.

Nuestra mente subconsciente no puede diferenciar entre el estrés causado por los colmillos del tigre y el estrés por ver los noticieros con malas noticias. Sin embargo, tenemos la misma respuesta fisiológica, sea la amenaza real o imaginaria. No hay diferencia entre el estrés agudo de huir del tigre de dientes afilados y los miedos imaginarios acerca del mañana. La biología del estrés fue ampliamente estudiada por el Dr. Walter Cannon. Alrededor de 1910, estudió principalmente la respuesta del estrés agudo, que pasa rápidamente y tienen muy pocos efectos a largo plazo en tu salud, si soportas el estrés agudo. El estrés crónico, el que dura mucho, fue estudiado exhaustivamente por el Dr. Hans Seelya de Montreal.

Cuando hay estrés, el lóbulo frontal manda mensajes a la profundidad del sistema límbico del cerebro, luego al hipotálamo —el mago de Oz o el cerebro de tu cerebro— el centro de control metabólico de tu cerebro que, a su vez, envía la hormona que libera cortisona, CRH, a la glándula pituitaria, tu glándula maestra. La glándula maestra libera la hormona trófica adrenocortical, que estimula la corteza suprarrenal, la glándula que está justo encima de tu riñón. La glándula suprarrenal libera la hormona liberadora de cortisol, catecolaminas, adrenalina y noradrenalina. Aumenta la frecuencia cardíaca, aumenta la respiración, la vejiga y el tracto urinario dejan de funcionar, las pupilas se dilatan, tu piel suda, tu presión arterial se eleva y aumenta tu tasa metabólica. Empiezas a comer más, especialmente con estrés crónico. La barriga es un signo de estrés crónico. Esa es la respuesta básica al estrés del sistema nervioso simpático.

Frente a un mayor nivel de azúcar en sangre y al aumento de las grasas en la sangre, si los niveles se disparan hacia arriba, el azúcar y las grasas proporcionan energía para la bien conocida respuesta de lucha o huida del Dr. Walter Cannon, la respuesta al estrés agudo. Saltas más alto; corres más rápido; puedes levantar objetos pesados y luchar por tu vida. Recuerda que el cerebro humano no distingue entre estrés agudo y crónico o estrés irreal, o entre un estrés mínimo y uno que amenaza la vida. La respuesta es la misma.

Necesitamos mucha energía para la respuesta al estrés agudo. Estás corriendo por tu vida, pero la respuesta es la misma ante es estresor imaginario, que en realidad no requiere una cantidad significativa de energía. Ahora no usas la energía elevada de la respuesta al estrés crónico, que es la ocurrencia más común del estrés y empiezas a aumentar de peso.

Por eso las personas estresadas tienen barriga. No utilizan la energía de la respuesta al estrés crónico. No usamos el azúcar ni la grasa secretadas por la respuesta al estrés. Comemos mucho para aliviar el estrés, porque los alimentos liberan sustancias químicas que nos hacen sentir bien: serotonina, dopamina y endorfinas, todos opiáceos que nos hacen sentir mejor y soñolientos. Es un círculo vicioso.

A veces, las endorfinas incluso producen un apetito voraz; no puedes dejar de comer. Créeme, me ha sucedido cuando he tenido días muy estresantes en neurocirugía. A veces no puedo creer lo que he estado comiendo durante el último par de días. Afortunadamente, mi peso es normal, porque sigo el camino correcto casi todo el tiempo. Luego, tienes otros serios problemas adicionales, presión alta, enfermedad coronaria, accidente cerebrovascular, cáncer, y una mayor incidencia de enfermedades autoinmunes, incluyendo la artritis. El cerebro piensa que estás enfrentando al tigre de dientes afilados y el apetito aumenta, cuando en realidad no es necesario porque no gastaste la energía que pensabas que ibas a necesitar. Todo sucede porque la respuesta al estrés crónico es igual que la respuesta al estrés agudo, cuando realmente necesitas la energía para salvar tu vida. Los mismos esteroides provocados por la respuesta al estrés le dicen al centro de tu apetito en el hipotálamo que tienes hambre, cuando en realidad no es así. Una vez que pasa el estrés, hay una señal al hipotálamo para que empieces a comer otra vez. Es una señal totalmente falsa y aumentas de peso. El estrés es destructivo para el cuerpo humano. Por eso la gente come tanto cuando tiene estrés crónico. Se pueden comer la bolsa íntegra de papas fritas y no pueden parar. Hace poco, cuando tuve un par de días de mucha tensión, rompí mis generalmente buenos hábitos de comer y comí todo lo que tenía a la vista. No podía evitarlo. Tuve un día ocupado. Estuve de guardia esa noche, con cirugía cerebral de emergencia y cirugía electiva al día siguiente. Debo haber comido chatarra en el hospital durante dos días. No podía creer lo que había hecho.

El cuerpo cree que estamos enfrentando al tigre dientes de sable, que estamos a punto de ser asesinados, cuando en realidad la amenaza no era tan grave. Comemos papas fritas, bagels, chips, pasteles, alimentos que provocan un rápido aumento de la grasa, sal y azúcar, lo que es perjudicial para nosotros. Es difícil convertir cereales integrales, legumbres y fruta en grasa; es mucho más probable que se almacene en nuestros músculos o se excrete en nuestros intestinos. Si comes grasa, se almacena el 97% de las veces; sólo se pierde el 3% en el metabolismo.

Lamentablemente, mucha de esa grasa se almacena en el abdomen y no debajo de la piel, rodea nuestros intestinos y páncreas y tiene fuertes efectos en nuestro metabolismo. Literalmente abraza el hígado y el páncreas, nuestros centros metabólicos. Recuerda que la gente estresada tiene grandes barrigas. La evolución la colocó allí para que estuviera disponible rápidamente para la hambruna o el metabolismo. El peso más elevado y la obesidad hace que suban los niveles de insulina; desarrollas resistencia a la insulina y ahora aparece la inflamación y aumentas tu riesgo de cáncer, enfermedad vascular, hipertensión y demencia. Aumenta la tasa de diabetes tipo II. La grasa es una glándula y produce alrededor de 20 sustancias químicas perjudiciales, las adipocinas, aumenta una sustancia química llamada IGF, una sustancia química del factor de crecimiento, que se traduce en cáncer y produce células malignas. Recuerda que cuando murió Cristopher Reeves, su mujer murió en el transcurso de ese año, sin antecedentes de haber fumado. Probablemente fue debido al estrés. Es bien conocido que después de situaciones horribles como una muerte o un divorcio, la tasa de cáncer aumenta, lo mismo que la muerte súbita en las personas involucradas. El estrés también es causa de demencia, porque las sustancias químicas de la grasa afectan las neuronas del cerebro.

El manejo del estrés tiene un papel en la curación, lo mismo que la instrucción de eliminar la grasa de la dieta tanto como sea posible. Por supuesto, el ejercicio es una parte importante del programa.

El Cerebro y la Comida— Las Reglas de Rudy

La comida es una droga. Las sustancias químicas de los alimentos se descomponen en serotonina, dopamina, y noradrenalina, los químicos que nos hacen sentir bien. Ahora te sientes muy bien, pero te estás matando con todos los azúcares y alimentos procesados. Tienes que tomar la decisión de comer bien y reducir tus antojos de azúcar. Te sugiero que antes de cada comida, apliques las reglas de Rudy: "Tómate un minuto antes de cada comida y visualiza tu intención."

Para recordar tu objetivo, visualízate como una persona sana —sin diabetes, sin ceguera a temprana edad, sin accidentes cerebrovasculares, ni repentinos ataques cardíacos. Tómate ese minuto antes de cada comida. Has tomado tu decisión, tienes un plan; ahora envía un mensaje, a través de la visualización, a tu mente subconsciente. He tomado mi decisión de cambiar. Quiero vivir una vida sana.

Recuerda la dieta de tus antepasados: frutos secos, bayas, verduras y carne magra. No es la dieta loca, triste y tóxica de hoy. No ha habido tiempo suficiente de evolución para cambiar nuestros cuerpos, por eso nos estamos enfermando. Recuerda que la grasa provoca resistencia a la insulina. La grasa interfiere con la capacidad de la insulina de transportar el azúcar hacia la célula para el metabolismo. Necesitas azúcar para obtener energía. Un nivel alto de insulina en la sangre produce depósitos de grasa y aterosclerosis - justo lo que no queremos.

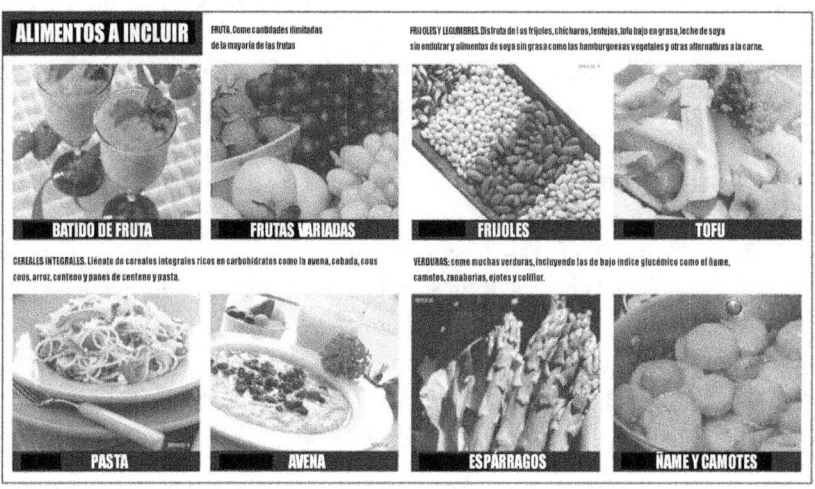

Comer carbohidratos saludables, de bajo índice glucémico, es un paso en la dirección correcta. Los hidratos de carbono de bajo índice glucémico no causan diabetes. Estamos hablando acerca de los carbohidratos que contienen fibra. Una alimentación que consista de 20% de proteína, 20% baja en grasa saturada y 60% de carbohidratos de bajo índice glucémico es una excelente manera de comer. En mi libro, *El secreto de la no dieta*, hay una lista de alimentos densos en nutrientes, ricos en fibra y de bajo índice glucémico.

No sigas una dieta alta en proteína. La proteína animal tiene un montón de grasa y colesterol. Los triglicéridos en la sangre producen almacenamiento de grasa en las células y pueden hacerlas aumentar mil veces su tamaño.

La grasa en las células impide que trabajen los receptores de insulina y apaga el sistema de transporte. Las células del cuerpo, 70 billones de ellas, son tus mini- cerebros. El metabolismo de las células es muy complejo.

La grasa es la grasa en la célula que encierra a los receptores de insulina que causan la diabetes tipo II. Cierra la puerta por fuera y por dentro. Aunque tengas muy poco sobrepeso, aún podrías tener principio de resistencia a la insulina. Hazte una prueba de insulina sérica, una prueba muy precisa que se puede predecir la diabetes tipo II.

La proteína animal es muy peligrosa. Tiene un alto contenido de grasas y colesterol, que llevan a la enfermedad y la inflamación. La proteína animal es muy perjudicial para los riñones y el hígado. Hay suficiente proteína en las plantas. La diabetes es la causa más común de enfermedad renal y trasplante renal.

La fibra es tu amiga y tu filtro. Impide la absorción de muchas grasas. Por eso, una dieta rica en nutrientes con una gran cantidad de fibra es ideal para evitar la obesidad y la diabetes. La fibra evita el metabolismo de un 40% de los alimentos de bajo índice glucémico. Si comes 100 calorías de grasa, 97% se instala en el abdomen o las nalgas en cuatro horas. Sólo el 3% se metaboliza. Si comes un carbohidrato de bajo índice glucémico, el 40% se metaboliza, entonces come mucho más de ese tipo de alimento. La carne y los quesos no tienen fibra. Las dietas bajas en fibra no son saludables.

Los macronutrientes —grasa, carbohidratos y proteínas— son las sustancias químicas energéticas de los alimentos. Los micronutrientes son 16 minerales, 14 vitaminas y 20.000 fitoquímicos. Son las enzimas y coenzimas que regulan el metabolismo y no tienen ningún valor calórico. Un gramo de grasa tiene 9 calorías, 1 gramo de proteína tiene 4 calorías. Puedes ver cuál es el problema de la grasa; tiene muchas más calorías por gramo.

¿Cuál es Tu Situación?—los Indicadores

Averigua tu índice de masa corporal. Si es superior a 30, tienes sobrepeso. Si es superior a 35, eres obeso. Si es mayor de 40, se llama obesidad mórbida. No entres en pánico, esto se puede detener, prevenir y revertir. Dentro de 30 a 60 días, un período corto, yo te ayudaré. A veces se usa la medida de la cintura, pero, francamente, esto no es tan bueno como mis tablas de índice de masa corporal que están disponibles para adultos y niños. Aquí incluyo una copia:

Riesgo de Enfermedad Según el IMC y la Medida de Cintura			
IMC		Cintura menor o Igual a 102 cm (hombres) y 88 cm (mujeres)	Cintura superior a 102 cm (hombres) y 88 cm (mujeres)
18.5 o menos	Bajo Peso	—	N/D
18.5 - 24.9	Normal	—	N/D
25.0 - 29.9	Sobrepeso	Aumentado	Alto
30.0 - 34.9	Obeso	Alto	Muy Alto
35.0 - 39.9	Obeso	Muy Alto	Muy Alto
40 o más	Demasiado Obeso	Demasiado Alto	Demasiado Alto

También puedes fijarte en un sitio web llamado bluezones.com. Te hacen cerca de 33 preguntas. Según tus hábitos, te darán una estimación de tu edad biológica, no cronológica. Eso te puede motivar a la acción. Concéntrate en tu salud, tu forma de pensar lo es todo. Si sigues haciendo lo que estás haciendo, no esperes diferentes resultados.

Maneras de Comer

- Los vegetarianos no comen carne y viven diez años más que la mayoría de nosotros.
- Los veganos no comen carne ni productos lácteos—una excelente forma de comer.
- Los flexitarianos—Esa es la forma de comer de Rudy—80% vegana, 20% pescado.
- Nutritarianos—Alimentos densos en nutrientes, algo de carne magra.

¿Qué significa Densidad de Nutrientes?

Los alimentos ricos en nutrientes son los que no han sido despojados de sus minerales, vitaminas y fitoquímicos. Las verduras frescas, frijoles, frutas, carbohidratos complejos de bajo índice glucémico y cereales. Los alimentos ricos en calorías han sido despojados de las vitaminas, minerales, y fitoquímicos y son, esencialmente, los alimentos procesados como las rosquillas, galletas, dulces, pan blanco y arroz blanco. Los buenos alimentos nutritivos, como los cereales enteros, vegetales de hojas verdes, frutas de color naranja y amarillo y las verduras, los cítricos, pimientos, brócoli, nueces crudas y semillas, son todos alimentos densos en nutrientes.

También te recomiendo que tomes un suplemento de multivitaminas y semilla de lino molida para obtener ácidos grasos omega 3. Que las verduras sean la base de tus comidas. Pon un cartel en tu refrigerador que diga: Si no es hambre lo que tienes, la comida no es lo que necesitas. No comas nada que no estés dispuesto a matar.

Medio kilo de verduras, frijoles, legumbres tiene sólo cien calorías y mucho volumen. Come soya y frijoles de soya veces varias veces por semana. Son muy sanos y tienen buen sabor. Los productos de soya son una excelente fuente de proteínas y fitoquímicos.

La fruta es el alimento perfecto de la naturaleza. Los primates, nuestros parientes más cercanos comen sólo fruta. Las frutas contienen fibra, vitaminas, minerales, fitoquímicos, y antioxidantes. Debes comer por lo menos dos o tres porciones por día.

Sólo necesitas alrededor de 35 a 55 gramos de proteína. Comemos alrededor de 140 gramos al día con una gran cantidad de grasa y colesterol. Las proteínas son los bloques constructores de las enzimas, neurotransmisores, neuropéptidos, y el músculo. Hay un montón de proteína en las plantas; no es necesario comer proteínas de origen animal.

La Asociación Americana y la Asociación Canadiense de la Dieta establecen que una dieta vegetariana es más saludable para adultos y niños. Si tu dieta es rica en proteínas, serás más propenso a tener osteoporosis.

Necesitas sólo un 20% de grasa en tu dieta. Necesitas un poco de grasa, pero tiene que ser buena grasa que provenga de los ácidos grasos esenciales, los ácidos grasos omega-3 de 20 átomos de carbono. Los puedes obtener de los frutos secos, pescado o semillas de lino. Los omega-3 producen eicosanoides buenos, los chips de Intel de tu cuerpo, y son muy importantes.

La grasa construye las paredes de nuestras células, parte de todas las hormonas, el precursor de los eicosanoides buenos y malos, y utilizas algo de grasa para obtener energía. Las grasas son: poli-insaturadas, saturadas, trans, monoinsaturadas, omega-3 y omega-6, buenas y malas. Cuanto mayor contenido de iones de hidrógeno tenga la grasa, más saturada será.

Las grasas trans provienen de aceites vegetales a los que se les ha añadido un átomo de hidrógeno y son sólidos a temperatura ambiente y, cuando empiezan a descomponerse, le hacen mucho daño a tu cuerpo. El omega-3 y omega-6 deben estar en una relación uno a uno en tu dieta. La mayoría de los estadounidenses tiene una relación 15 a 1, de omega-6 a omega-3, una situación muy peligrosa. Algunos ejemplos de alimentos que contienen grasas trans son las papas fritas, donas, galletas, etc. Todos los aceites vegetales son 100% grasa. El aceite de oliva no es un alimento saludable, pero una cucharada es razonable.

Una dieta vegetariana está llena de antioxidantes. Debido a las vitaminas, minerales y fitoquímicos, se producen radicales libres por los alimentos y son parte del metabolismo. Los radicales libres provocan envejecimiento acelerado y demencia.

La mayor cantidad de antioxidantes proviene de las plantas, el alimento de Dios. Los alimentos artificiales son malos por los radicales libres. El procesamiento elimina las vitaminas, minerales y fitoquímicos de los alimentos. La harina blanca es muy insalubre. El azúcar es un desastre, comemos unas 70 kilos al año. El azúcar es el alimento del diablo. Es la principal causa de ataques cardíacos y accidentes cerebrovasculares. Los niveles elevados de azúcar en la sangre producen aumento de la grasa corporal y ateroesclerosis. Las grasas saturadas y azúcar son un desastre, lea las etiquetas para ver el contenido de grasa y azúcar. Los carbohidratos saludables contienen fibra. Hay un montón de carbohidratos en las plantas. La fibra está formada por los componentes no digeribles de las paredes celulares vegetales. La fibra tiene enormes beneficios para la diabetes. La fibra demora el vaciado del estómago y disminuye la absorción de los alimentos. La fibra reduce la absorción de grasas, azúcares y colesterol LDL

Cuando las células grasas se vuelven Imanes de Grasa

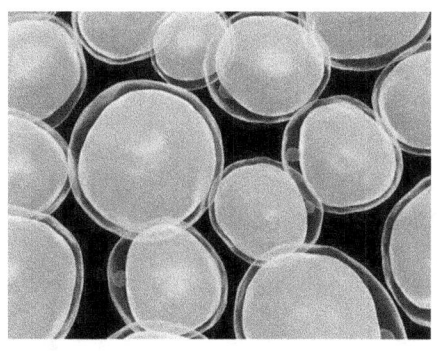

Ahora se piensa que la grasa es una glándula, secretora de muchas sustancias químicas que producen inflamación, adipocinas, neuro- toxinas, y muchas otras toxinas conocidas por provocar resistencia a la insulina, diabetes, colesterol alto, enfermedades del corazón, depresión y varios diferentes tipos de cáncer. Es posible que esto suceda décadas antes de desarrollar síntomas, pero el daño ya está ocurriendo mientras sólo parece que tuvieras sobrepeso u obesidad. El cuerpo está siendo destruido, mientras todavía se ve bastante bien por fuera.

Durante la última década, la obesidad mórbida creció hasta convertirse en el problema de salud más grave en la historia de EE.UU. Alrededor del 35%, o 72 millones de adultos estadounidenses son obesos, y entre ellos, 7 millones de adultos tienen obesidad mórbida, una enfermedad que aumenta sustancialmente el riesgo de mortalidad y morbilidad, muerte y enfermedad. La tasa de obesidad ha aumentado casi el 25% y la tasa de obesidad mórbida ha crecido aún más rápido—la cantidad de personas con un índice de masa corporal, IMC, de 40, aumentó en un 50%. Tal vez lo más alarmante, la cantidad de gente con un IMC de 50, obesidad extrema, creció un 75%, tres veces más rápido que la tasa de obesidad en sí. Nuestros niños no son inmunes a la epidemia. Hemos visto un aumento del 300% en los niños con sobrepeso. Las condiciones de la obesidad son la causa más creciente de muerte, y la segunda causa de muerte evitable.

Soy neurocirujano y generalmente veo a pacientes que vienen a verme con dolor de espalda y buscando una operación. Muchas veces, el marido y la mujer tienen sobrepeso y diabetes tipo II. En lugar de llevarlos a la sala de operaciones, los mando a mi Centro de Bienestar, que por suerte está en el mismo hospital, un lugar muy apropiado. Muchos de ellos se recuperan sin inyecciones ni cirugía. Se necesita mucha motivación, pero les dedico tiempo; contrariamente a la opinión de muchos de mis colegas médicos, a muchos pacientes realmente les gustaría recuperarse, si se los educa adecuadamente y se les ayuda a motivarse.

Condiciones relacionadas con la Obesidad

- Reflujo y acidez
- Asma
- Insomnio-apnea del sueño
- Dolor de espalda-hernia de disco
- Cáncer de seno y endometrio
- Cáncer ovárico, de próstata y de colon
- Ataque cardíaco y accidente cerebrovascular
- Insuficiencia cardiaca
- Depresión y ansiedad
- Disfunción eréctil
- Enfermedad de la vesícula- cálculos biliares
- Gota
- Dislipidemia
- Hipertensión
- Resistencia a la insulina, síndrome metabólico
- Diabetes tipo II
- Osteoartritis

En los países donde no se come la dieta triste, loca y tóxica americana, tienen muy pocas de estas enfermedades. Esto quedó demostrado en el Estudio de China escrito por el Dr. Colin Campbell. Los investigadores estudiaron las diferentes regiones de China y correlacionaron lo que comían con las enfermedades que tenían, un muy buen libro para leer.

¿Por qué se ha engordado tanto en los Estados Unidos?

La causa principal es que estamos comiendo los alimentos incorrectos. Estamos comiendo grasa, sal y azúcar, y alimentos altamente procesados, no la comida de nuestros antepasados o parientes más cercanos, los monos, que son vegetarianos y consumidores de fruta.

Nos hemos vuelto mucho más sedentarios, no caminamos ni vamos en bicicleta al trabajo, nuestros barrios están muy extendidos y a menudo carecen de aceras; y no vivimos muy lejos de un restaurante de comida rápida con todos sus alimentos grasos. El Internet, la televisión, los iPods y otros dispositivos portátiles hacen que seamos consumidores pasivos de entretenimiento y deportes, y no personas activas. Día tras día, en la sala de espera del médico, se habla de deportes, pero nunca los escucho hablar acerca de su propio juego, y sobre cómo jugaron ayer. Siempre se trata de ver a otros. Ellos conocen todos los detalles acerca de los atletas, pero muy poco sobre su propio juego. ¿Cómo pueden ser maestros de bienestar si no lo practican ellos mismos? También nos sentamos detrás de un escritorio todo el día, mientras que nuestros abuelos gastaban la energía trabajando. Incluso los carteros solían caminar. A menudo sólo las personas prósperas son más propensas a hacer ejercicio que los que tienen que trabajar largas horas para pagar el alquiler; ellas tienen tiempo libre, o pueden darse el lujo de ir a un gimnasio caro o ser miembros de un club. Por otra parte, muchos tienen tiempo pero se sientan frente a la TV comiendo papas fritas y viendo un juego de pelota.

Ciertamente, las innovaciones tecnológicas en la producción y transporte de alimentos en Estados Unidos han reducido los costos de los alimentos procesados, haciendo que los alimentos poco saludables sean baratos y estén fácilmente disponibles. Las familias estadounidenses están consumiendo alimentos con más calorías por miembro de la familia, por día, que a fines de 1950. Parte del problema es un aumento de los azúcares y las grasas y nuestra triste dieta. La grasa y el azúcar han aumentado más del 20% desde 1977. Gran parte del aumento del azúcar se debe al consumo de refrescos. Una Coca-Cola, disponible por sólo 0,89 dólares en McDonald, contiene aproximadamente 400 calorías y 40 cucharaditas de azúcar. El tamaño promedio de una bebida sin alcohol en 1955, año en que McDonald abrió, era de 300 ml. El sabor, el costo y la conveniencia, no la salud, guían la mayoría de nuestras opciones alimentarias. No culpes a los restaurantes de comida rápida; si comprases sólo alimentos buenos, sin duda te los ofrecerían, dado que les gusta ganar dinero. Ellos nos dan lo que queremos y estamos dispuestos a pagar.

Cada año, alrededor de 400.000 estadounidenses mueren por condiciones relacionadas con la obesidad, principalmente la enfermedad vascular. La genética juega un papel importante en el sobrepeso y la obesidad. Por otra parte, no es la causa principal. De acuerdo con nuestra historia de la evolución, los genes ahorrativos se puede expresar por el consumo de la comida incorrecta. Esto lo vemos entre los afroamericanos, los sudamericanos, micronesios y algunos asiáticos.

Cuando siguen una dieta vegetariana, no tienen o tienen muy poca obesidad o las enfermedades que se producen a consecuencia de ella. Pero una vez que comen la loca, triste, y tóxica dieta americana, literalmente, explotan y contraen las horribles enfermedades que ésta produce.

El cromosoma ocho tiene el gen de una enzima de importancia crítica en el almacenamiento de grasa, la lipoproteína-lipasa, LPL. Es el interruptor que envía la grasa que se almacena en tus caderas, muslos y abdomen, o la que se quema para obtener energía. La decisión clave es si permitir o no que almacene la grasa en tu cuerpo, o que la use como energía. Si almacena la grasa, aumentas de peso; si no, bajas de peso. Es el guardián de las células de grasa. El cromosoma 8 es la clave para controlar el peso, por lo tanto, también, la clave de la diabetes tipo II y las enfermedades que la acompañan. Ahora sabemos que la mayoría de los casos de exceso de peso reflejan una predisposición para almacenar grasa, con la ayuda de los alimentos equivocados, o de comer demasiada comida, y hacer muy poco ejercicio físico. Esa es la cuestión. La LPL permite que la grasa se escurra de tu torrente sanguíneo a las células de grasa y decide, en mayor medida, si la grasa se almacena o se quema. La LPL luego ocupa su posición a lo largo de los vasos capilares minúsculos que hay a través de tu grasa corporal. Espera en el interior de la pared capilar; a medida que las partículas que contienen grasa fluyen en la sangre, la LPL arranca la grasa. Entonces va exactamente donde no queremos, a los muslos, caderas o al abdomen para el almacenarse como grasa corporal.

La misma enzima LPL también se encuentra en los vasos sanguíneos que corren a través de tus músculos. Facilita la salida de la grasa de las partículas en la sangre, pero cuando pasan pequeñas cantidades de grasa a las células musculares, no se almacenan, por lo menos no por mucho tiempo. En cambio, se utilizan para generar energía, como combustible para tus movimientos musculares. En esencia, la LPL actúa como una pala que lleva las grasas a las células. En las células de grasa, las almacenas. En las células musculares, las quemas.

Hoy en día la comida sólo ocupa el 10% del gasto promedio de la casa. Según el Ministerio de Agricultura, la comida consumía el 25% del presupuesto de la familia hace 100 años. El profesor de economía de Harvard, David M. Cutler, señaló los principales motivos económicos del surgimiento de la epidemia de obesidad en los últimos 50 años: el precio de los alimentos bajó, el costo de preparar los alimentos bajó, las necesidades de energía para el trabajo y el hogar bajaron, y aumentó el valor del tiempo de una mujer.

Las innovaciones tecnológicas, incluyendo el envasado al vacío, la congelación, los sabores artificiales y el microondas, han permitido a los fabricantes de alimentos cocinar los alimentos de forma centralizada y enviarlos a los consumidores para su rápido consumo. En 1965, una mujer casada que no trabajaba, pasaba más de dos horas al día cocinando y limpiando después de las comidas. En 1995, la misma tarea tomaba menos de la mitad del tiempo.

Más del 75% de la población del planeta no tiene altos índices de obesidad ni enfermedad vascular debido a que su dieta tradicional basada en plantas no la pone en riesgo. Nuestro mercado impulsado por la economía, la tecnología avanzada, la mala dieta y los antiguos genes se han combinado de tal manera que han creado un mal entorno para la salud. Las naciones occidentales han cambiado la desnutrición y las enfermedades infecciosas por la epidemia de la obesidad. Estamos en el medio de una crisis de salud que puede tener efectos profundos durante las décadas venideras. Como una endémica violencia con enemigos naturales, la epidemia de obesidad tiene aliados poderosos en la cadena industrial de alimentos para mantenerte en el camino hacia el cementerio. Las personas obesas tienen de 50 a 100% más de riesgo de muerte prematura por todas las causas, de acuerdo con el Departamento de Salud y Servicios Humanos de EE UU. El peso global de los niños de seis hasta once años ha aumentado casi 300% en los últimos 25 años. Lamentablemente, nuestros hijos serán los más afectados. La obesidad, incluso en niños, es un factor de riesgo independiente de la enfermedad vascular. Hoy en día, los adolescentes en particular, están comiendo grandes cantidades de comida rápida alta en calorías, que obstruye las arterias. Las comidas de restaurante constituyen el 50% de las comidas familiares en un año. Los genes ahorradores aumentan nuestras reservas naturales de energía mediante el mantenimiento de peso en el abdomen, los muslos y las caderas, pero se han convertido en un pasivo. Cuando comemos comida rápida, aumentamos de peso. Por el contrario, la grasa del vientre es el primer lugar donde se pierde peso. En la mayoría de las partes del cuerpo, la grasa está justo debajo de la piel o encima del músculo.

Cuando comes un bocado de nugget de pollo, el aparato digestivo separa la grasa de la proteína. Sólo el 3% de las calorías se consume en el metabolismo de las grasas, el 97% entra al torrente sanguíneo. Si comes un carbohidrato complejo de bajo índice glucémico, sólo el 60% de las calorías llegará al torrente sanguíneo, una gran diferencia. Las moléculas de grasa entran a la circulación llevadas por el glicerol a los órganos y tejidos. Cuando llegan a las células de grasa, la LPL toma las moléculas de grasa de estas partículas que pasan, para que la grasa pueda entrar al cuerpo para su almacenamiento. Si haces suficiente ejercicio como para quemar la grasa apenas la almacenas, no tendrás sobrepeso. Si no, te unirás a las filas de personas que luchan con problemas de peso.

La LPL está buscando grasa. La grasa en los alimentos—más que los carbohidratos o las proteínas, cualquier otra cosa—es la materia prima principal para la construcción de la grasa corporal. La gente que come más es la que aumenta de peso. De hecho, los estudios han demostrado que los cereales integrales, verduras, legumbres, y frutas frescas contribuyen muy poco a la grasa corporal. Es la grasa de la carne, queso, pescado, aderezos para ensaladas, papas fritas y otros alimentos grasos que encuentran tu grasa corporal y se quedan allí.

Si un investigador metiera una aguja en la parte grasa, podría decirte incluso de donde proviene. Te podría decir si la grasa es de carne de res, cordero o cerdo. La grasa que puedes tener en los muslos, el abdomen o en cualquier otra parte se forma en gran medida a partir de la grasa de pescado, grasa de pollo, grasa de res, grasa láctea, aceite vegetal o grasa de la freidora. Por los vestigios de grasa en tu cuerpo, te podía decir de dónde proviene, mirando a través de un microscopio. La grasa corporal proviene de las grasas de alimentos, más que de otros componentes de la dieta. No es común que los carbohidratos adicionales se conviertan en grasa. Hay pocos rastros de grasa de bagels, espaguetis, o puré de papas, aunque sin duda puede ocurrir si comes una cantidad excesiva. La grasa corporal viene de las grasas que comes, la grasa de pollo, los aceites de pescado, grasa de vacuno, y grasa de queso, mantequilla, manteca o margarina. Se introducen en la grasa corporal con pocos cambios en su forma. Es posible que se produzca grasa de otras partes importantes de los alimentos, carbohidratos y proteínas, pero tu cuerpo prefiere construir la grasa corporal a partir de la grasa de los alimentos.

Opciones Altas en Grasa y Bajas en Grasa

- Dona-51% grasa
- Helado-49% grasa
- Papa al horno con mantequilla-34% grasa
- Salsa con carne para la pasta-39% grasa
- Ensalada de atún con aceite-45% grasa
- Salchicha de pavo-71% grasa
- Papa al horno sin aderezar-1% grasa
- Salchicha vegetariana-0% grasa
- Pretzel-8% grasa
- Media taza de ensalada de tres frijoles-3% grasa

Recuerda, hay 9 calorías en 1 gramo de grasa, sólo 4 calorías en 1 gramo de carbohidratos o proteínas. Al reducir la grasa y comer casi la misma cantidad de alimentos, reduces drásticamente las calorías, casi a la mitad.

El truco es desactivar tu LPL. Esto se hace controlando la hormona insulina. Si tienes demasiada insulina en la sangre, la actividad de la LPL prolifera en las células de grasa, almacenando grasa afanosamente, y disminuye en el músculo, donde se necesita para ayudar a quemar grasa. Controlando la insulina, puedes controlar hasta cierto punto la LPL. Muchas personas creían erróneamente que la grasa corporal provenía de los carbohidratos. Los almidones del pan, arroz, papas, son alimentos. Un estadounidense promedio consume cerca de 32 kilos de grasa animal y aceite vegetal al año, para el deleite de la LPL, que por lo general se mete en los muslos, y alrededor de tu cintura. Los habitantes del planeta más delgados viven en Asia, Tailandia, Japón, China, Vietnam, África y otros lugares. Por cierto, un Big Mac tiene 560 calorías aproximadamente y es de 52% de grasa. Un muslo de pollo es de 140 calorías y 58% de grasa. El pan de maíz es de 228 calorías y 51% de grasa. Un sándwich de pescado es de aprox. 700 calorías y 50% de grasa en Burger King. Si el nombre del restaurante es el mismo en todos los países, no comas la comida. Si el alimento tiene una madre o un rostro, no lo comas.

Los hidratos de carbono, el pan y la pasta, son simplemente largas cadenas de azúcares naturales que proporcionan energía para el cuerpo. Algunos son absorbidos rápidamente, otros más lentamente. Si comes más carbohidratos de los que necesitas, tu cuerpo normalmente no los almacena como grasa. En cambio, el cuerpo utiliza los hidratos de carbono para construir tus moléculas de alta energía llamadas glucógeno, que se almacena en el músculo y el hígado. Muy poco se almacena en la grasa, según demuestran los estudios de investigación. Comer almidones en exceso intencional y repetitivamente, en teoría, podría aumentar tu peso, pero no es fácil. Es muy importante que conozcas estos datos. Los carbohidratos complejos de bajo índice glucémico no son tus enemigos, son tus amigos.

El glucógeno en tus músculos no les afecta. Ayuda a los músculos. No lo verás muy reflejado en la báscula, no más de alrededor de un kilo y medio, pero está asociado con cerca de uno a un kilo y medio de agua, que es fácil de eliminar si se hace ejercicio. Si juego un partido de tenis de dos o tres horas puedo usar todo mi kilo y medio de glucógeno y otros cuatro o cinco de agua y me siento como si hubiera perdido 5 kilos en el día. Dos días más tarde, veo que bajé sólo un kilo porque bebí el agua de nuevo. Un plato lleno de fideos sólo tiene alrededor de 200 calorías y 1 g de grasa. Las calorías están en la salsa Alfredo, o la salsa de carne, o el aceite de oliva.

Al elegir alimentos con poca o ninguna grasa, puedes hacer morir de hambre a tu enzima almacenadora de grasa, la LPL, la materia prima para la construcción de la grasa. Así, la LPL vuelve a su función normal. Tu cuerpo no está diseñado para almacenar una gran cantidad de grasa. Si tienes el gen ahorrador, y comes la triste, loca y tóxica dieta americana, está garantizado que tengas sobrepeso u obesidad, y probablemente diabetes tipo II como regalo. La insulina es tu amiga cuando funciona correctamente, pero tiene un lado diabólico cuando se sale de control, y puedes aumentar de peso, ya que estimula la LPL.

Tu tasa metabólica en reposo, RMR, utiliza 60 a 75% de tus calorías en un día. Otro 10% proviene de la digestión de los alimentos. Por lo tanto, aumentar tu tasa metabólica en reposo es muy importante, y lo puedes hacer consumiendo los alimentos adecuados y haciendo ejercicio. Tu estructura genética también influye en la RMR. Tu cuerpo quema 9 calorías menos cada día por cada medio kilo que bajas— pocos bajan 10 kilos— y tu cuerpo va a quemar 100 calorías menos cada día.

La cantidad total de células grasas en el cuerpo sigue siendo la misma durante la edad adulta. Perder o ganar peso afecta solamente la cantidad de la grasa almacenada en las células, no la cantidad de células. Las células grasas pueden aumentar 1000 veces su tamaño. Cuanto mayor sea el tamaño de las células de grasa en el epiplón, mayor será el riesgo de resistencia a la insulina.

Las personas obesas tienen grandes células de grasa que tienen de 50 a 75% más masa que las células de grasa de las personas delgadas. El páncreas tiene que seguir haciendo más insulina para vencer la resistencia de estas células grandes. La epidemia de obesidad es responsable de la epidemia de diabetes, ya que las personas obesas, literalmente, superan la capacidad de su páncreas.

La resistencia a la insulina, la inflamación abdominal y la obesidad aumentan el riesgo de diabetes en un 300%. Un estudio del corazón de Farmington encontró que el perímetro abdominal era un factor independiente de riesgo de accidente cerebrovascular y ataque cardíaco, incluso en ausencia de hipertensión o diabetes. La inflamación desempeña un papel importante en el metabolismo del azúcar de las personas que son obesas. Con el tiempo, la enzima leptina de las células de grasa activa o desactiva el apetito, dependiendo de la situación. Las células de grasa producen leptina. Una persona obesa tiene un nivel mucho más alto de la potente hormona que circula en el cuerpo, pero desarrolla una resistencia a ella, lo que puede explicar por qué las personas obesas muchas veces no pueden controlar su apetito o sentirse satisfechas después de comer. La obesidad es un círculo vicioso. Otra importante hormona generada por la grasa es la adiponectina. Aumenta la sensibilidad a la insulina. Cuando la gente se vuelve obesa, sus células de grasa producen menos adiponectina y aumenta el riesgo de diabetes y enfermedad vascular.

Los científicos han identificado al menos otros 15 importantes subproductos químicos liberados por las células de grasa visceral, incluyendo importantes moléculas inflamatorias llamadas interleucina-seis y factor de necrosis tumoral, TNF. Pero el metabolismo está dañado por la obesidad, y estas células inmunes contraatacan, y pueden en realidad aumentar la PCR en células cancerosas, así como la enfermedad vascular, Alzheimer y otras enfermedades inflamatorias. La Escuela de Salud Pública de Harvard encontró que la obesidad aumenta un tercio el riesgo de todos los tipos de cáncer. Desde el punto de vista clínico, la obesidad influye notablemente en una amplia gama de complicaciones de salud relacionadas con la inflamación.

Más allá de todos los riesgos para la salud física, el dolor emocional de ser obeso, el aislamiento social de tener una condición que casi todo el mundo cree que puedes controlar, es una carga pesada de llevar. Con la obsesión de nuestra sociedad por la belleza física, hemos creado un entorno tan hostil a la idea de la obesidad, que las personas con sobrepeso se han convertido en marginadas, e incluso dejan de ir a ver al médico para exámenes de rutina porque no quieren ser regañadas por su peso.

La industria de la pérdida de peso y los medios de comunicación son culpables de promover las dietas de moda, potencialmente peligrosas, aunque hay varios estudios de las principales instituciones académicas que indican que las dietas de moda no funcionan. Algunas de las dietas, francamente, son un fraude y he leído eso en muchos otros libros. El tipo de comida que comes es el quid de la cuestión y no necesariamente la cantidad. Cuando hemos comido demasiadas calorías subimos de peso. Si quieres quemar el exceso de grasa y mantenerte en forma, tienes que acelerar tu metabolismo, así que el ejercicio, en efecto, es importante. Los genes ahorradores mejoran nuestra energía natural almacenada mediante la retención de peso en el epiplón, pero eso se ha convertido en un pasivo hoy en día. Durante la evolución nos salvaron la vida, y todavía los tenemos. Cuando nos estresamos y comemos exceso, aumentamos de peso. El primer lugar en que bajamos de peso es el abdomen. Hemos aumentado tanto de peso en nuestro país, que hubo que aumentar el tamaño de los asientos en el Yankee Stadium cuando fue remodelado. En el hospital ahora tenemos camillas y mesas de operaciones más grandes debido al tamaño cada vez mayor de los pacientes que estamos tratando. El setenta y cinco por ciento de nuestro planeta no tiene altos índices de obesidad ni enfermedad vascular debido a que su dieta tradicional basada en plantas no lo pone en riesgo.

La grasa abdominal ahora se considera un órgano no oficial o una glándula. Solíamos creer que la grasa era benigna, una consecuencia de las hamburguesas con queso o las papas fritas. Durante las tres últimas décadas de nuestra cada vez más creciente cintura, la visión científica acerca de la grasa abdominal se ha transformado, de un depósito de almacenamiento por el exceso de calorías a un órgano dinámico llamado epiplón, que libera las hormonas y las sustancias inflamatorias que nos están destruyendo.

Nuestro destino biológico es almacenar la grasa y el abdomen, una red de grasa que cuelga en la parte delantera del intestino grueso, evolucionó como un depósito de grasa para mantener a nuestros antepasados durante los períodos de hambruna. Miles de años atrás, los genes ahorradores eran necesarios para la supervivencia de nuestros antepasados cuando tenían que cazar y buscar comida y no sabían cuándo volverían a comer. Los genes ahorradores mejoran nuestros depósitos de energía mediante la retención de peso en el epiplón, en el abdomen, los muslos, y las caderas, pero hoy se han convertido en un pasivo. Cuando estamos bajo estrés y comemos en exceso, el abdomen es el primer lugar donde aumentamos de peso. Y también es el primer lugar de donde lo perdemos.

La Cura de 60 Días

Para eliminar de tu vida al monstruo de la diabetes tipo II, necesitarás comprometerte a cambiar tus hábitos de alimentación. Esto podrá no ser fácil, pero no es tan difícil como crees. Seguirás comiendo. No es abstenerte de la comida, sólo es comida diferente. No es como dejar de fumar, que debe implicar abstinencia total. ¡Dejar de fumar, eso evidentemente es más difícil! Puedes empezar con un compromiso al corto plazo de 30 días. Es más fácil aceptarlo que un compromiso a largo plazo, al comienzo. Puedes cambiar tus papilas gustativas en 30 a 60 días. Las papilas del azúcar y la grasa pueden cambiar en ese periodo.

A veces, al comienzo puede ser útil una dieta de jugos durante una semana o dos. El punto es que lo mejor es que te comprometas un cien por ciento al inicio. Obtén el conocimiento, mira hacia el futuro y actúa.

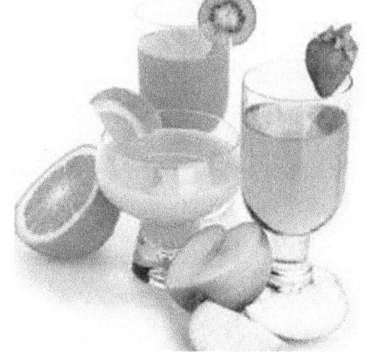

Las personas pueden reducir su preferencia por los alimentos grasos, simplemente eliminando las grasas que se añaden a la superficie de diversos alimentos, como los aderezos para ensaladas, mayonesa y mantequilla. Cuanto menos lleguen a tu paladar, menos te importarán. Reeduca tu paladar.

Haz un compromiso a corto plazo, y luego uno a largo plazo. "No quiero tener esas horribles complicaciones diabéticas, y quiero vivir hasta los cien años con una mente sana." Visualízalo y ahora pongamos manos a la obra.

"El discurso del método de la correcta conducción de la razón, para descubrir la verdad real." - René Descartes

El Método

Es fácil bajar de peso y poner a la diabetes tipo II bajo control eligiendo los alimentos adecuados, sin restricción del tamaño de la porción, sin contar calorías, sin estimaciones del porcentaje de grasa, cambios ni sustituciones.

No te concentres en la cantidad, sino en el tipo y calidad de los alimentos que estás comiendo. Lo bueno es que si comes alimentos densos en nutrientes, tu apetito disminuirá. La razón es que en esos alimentos hay fitoquímicos que desactivan el apetito. Las dietas restrictivas sólo conducen a comer en exceso. Las dietas altas en proteínas son un fraude; lo dicen muchos libros. Esas dietas producen metabolismo de cetonas, que es peligroso para tu hígado, riñones y cerebro.

La dieta básica que yo recomiendo es vegetariana, densa en nutrientes, llena de fitoquímicos, baja en grasa, con 20% o no menos de 15% de carbohidratos complejos de bajo índice glucémico.

Sin embargo, hablaremos de cuatro formas básicas de comer. Si comes de esta manera el 80% del tiempo, debería irte bien. Deja de comer la triste, loca y tóxica dieta americana que está matando a toda la nación. La mayor parte de la grasa, sal y azúcar es puro veneno.

La dieta vegetariana generalmente es un paso en la dirección correcta. No comes carne, pero sí consumes productos lácteos. La carne animal contiene grasa y colesterol. Evidentemente, hay diferencias entre los tipos de carne. Incluso los cortes magros contienen grasa. Las plantas no contienen colesterol.

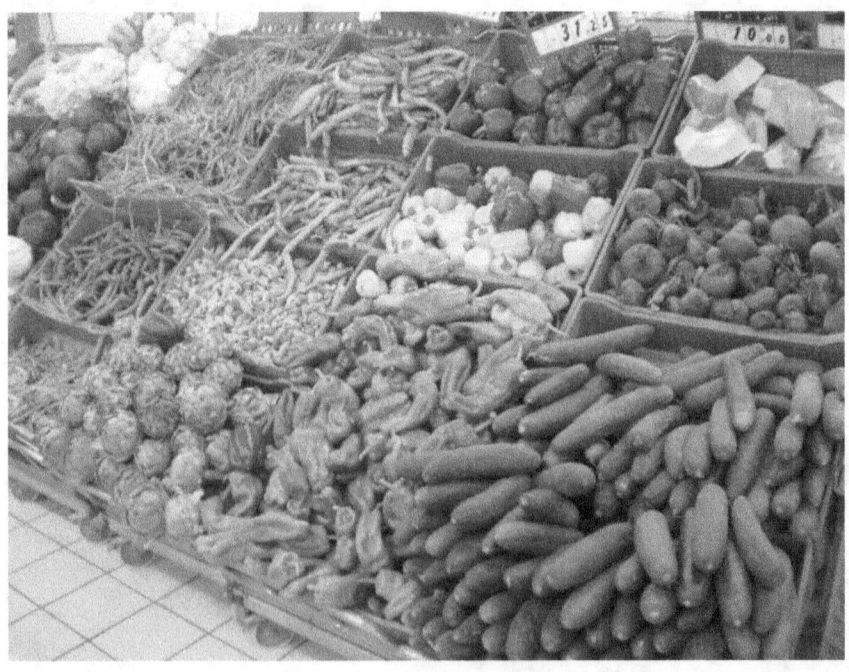

Muchos de los Adventistas del Séptimo Día siguen esta manera de comer y viven mucho más que el resto de nosotros. Tienen muchos buenos hábitos sociales, lo que contribuye a su longevidad.

El vegetarianismo es parte de su religión, y ciertamente eso puede ser motivador. Tengo un buen amigo que es Adventista del Séptimo Día, le hice analizar las grasas en la sangre y estaban altas. ¿Adivina por qué? Por los productos lácteos. Eliminamos el queso y las grasas volvieron a sus niveles normales. De todos modos, básicamente es una buena manera de alimentarse, y tu diabetes tipo II puede empezar a desaparecer, o al menos, a controlarse.

El veganismo "no comas nada que tenga madre ni cara". Nada de carne, nada de lácteos. Si tienes condiciones médicas graves, o quieres evitar la enfermedad vascular, los ataques cardíacos y los derrames cerebrales, la diabetes tipo II, el cáncer, la demencia, o detener, revertir y prevenir muchas enfermedades, esta es una excelente forma de comer. Probablemente vivirías hasta los cien años, y tendrías una mente sana, sin demencia. El único suplemento que necesitarías sería la vitamina B12 y que comas algunos frutos secos. Si sigues esta dieta el 80% del tiempo, te irá bien.

El flexitarianismo es 80% vegano. Come algo de pescado dos veces por semana, o pollo o pavo. Esta dieta debería funcionarte bien.

La forma Nutritariana de comer consiste en comer alimentos densos en nutrientes. Alimentos llenos de fitoquímicos, no alimentos procesados y despojados de su fibra, y utiliza la carne como condimento. El Dr. Joel Fuhrman la describe muy bien en su famoso libro, Come para Vivir. También tiene una fantástica página web. Fue a su conferencia de una semana en San Diego la semana pasada, y le gané al tenis. Dicho de otra manera, también es, francamente, como lo dieta flexitariana.

Tampoco debes consumir un contenido de grasa menor del 15%, porque necesitas algunos de los ácidos grasos esenciales. Le hice esa pregunta específica al Dr. Fuhrman y dice que come unos 300 g de frutos secos todos los días para obtener las grasas buenas, Omega-3, para tener buena salud.

Resumiendo, si comes de alguna de estas cuatro maneras el 80% del tiempo, tienes conocimientos sobre el tipo de alimentos que estás comiendo y los eliges bien, bajarás de peso. Si mantienes un peso normal, estarás bien encaminado para vivir cien años con una mente sana y excelente memoria, y evitarás la mayoría de las enfermedades degenerativas que padece la gente que come la triste, loca y tóxica dieta americana. Idealmente, la pérdida de peso debería estar alrededor de los dos kilos y medio por mes, para evitar que se desarregle tu sistema de leptina. Esa es la hormona que produce la grasa y que activa o desactiva el apetito.

Las dietas bajas en calorías sólo conducen al hambre, y de rebote a un apetito feroz y cálculos biliares. Reduces tu tasa metabólica en reposo descanso, ya que tu cuerpo está en modo de almacenamiento cuando sigues una dieta de hambre. Cuando bajas más de un kilo y medio a la semana, aumenta la tasa de cálculos biliares y ataques a la vesícula.

El truco está en el tipo de alimento, no en la cantidad. La semana pasada asistí por segunda vez al seminario de una semana del Dr. Joel Fuhrman en San Diego. Seguimos la dieta alta en nutrientes para el desayuno, almuerzo y cena. Comimos montones de comida. Alrededor del 30% de las personas habían cambiado a esa dieta. Se veían muy bien, tenían un peso normal, y sus platos contenían pilas de alimentos densos en nutrientes en cada comida. Entonces, no es necesario saltear comidas, contar calorías, ni cambiar porciones, si sigues una de estas dietas el 80% del tiempo.

Si quieres calcular tus necesidades calóricas, multiplica tu peso en libras por diez. Una libra de peso representa 3500 calorías. Dicho de otra manera, si pierdes alrededor de 250 calorías por día haciendo ejercicio y sólo te privas de tu postre diario, eso representaría unas 500 calorías. Si haces eso a diario, bajarías medio kilo por semana, Si estás comiendo los alimentos correctos el resto del tiempo, verás lo fácil que resulta bajar de peso.

Puedes desactivar tu máquina productora de grasa si eliminas casi toda la grasa de tu dieta. La LPL —la proteína que almacena grasa— baja muchísimo. Si no hay partículas de grasa flotando por ahí, la LPL no encontrará ninguna partícula de grasa para introducir en tus células.

La dieta densa en nutrientes, con todos sus fitoquímicos, desactivará el apetito. Lo he experimentado muchas veces. Casi no te importará la comida, es increíble pero yo lo sé. Sólo el hambre verdadera estimulará tu apetito.

Al principio, tienes que ser consciente de lo que comes, pero ahora me doy cuenta que cuando paso por un buffet de alimentos grasos, ni siquiera los miro. Pero al principio, tienes que estar consciente para aprender a evitarlos. No mires a la cola de postres y ni carnes desagradables.

Es como lo que sucede con mis dos gatos. Les podría ofrecer cualquier tipo de alimento y no lo tocarían a menos que fuese algo a lo que están acostumbrados. Ellos hacen eso siempre, al contrario de mi perro, que se podría comer el fregadero de la cocina, porque le he estado dando premios para mejorar su relación conmigo, dado que está totalmente enamorado de mi esposa.

Ahora se ha hecho muy difícil cambiar y está aumentando de peso. Mi esposa sabe mucho sobre alimentación adecuada, y adivina quién asumió la responsabilidad de lo que yo le estuve dando de comer. Dios no lo permita, si él muere joven, mi esposa puede empezar a darme de comer alimentos diferentes. Después de eso, sé que podemos desarrollar alguna forma de comer sin pensar. Yo lo he hecho y ahora evito el azúcar, la grasa y la sal.

La fibra es tu amiga, y es la madre del bajo índice glucémico. La fibra filtra un montón de las calorías y grasas de lo que estás comiendo. Pierdes el 30% de las calorías cuando estás comiendo alimentos de bajo índice glucémico, por este efecto filtrador que ocurre en tu intestino por la fibra. Si comes grasa, sólo pierdes el 3% en el metabolismo. Puedes perder hasta un 30 a 40% si comes alimentos con mucha fibra. Una buena página web para conocer es www.glycemicindex.com.

Se han escrito muchos libros excelentes sobre esta forma de comer, algunos quizá son ligeramente diferentes, pero muchos son casi iguales, y vale la pena leerlos.

Me gusta el libro del Dr. Franklin House, El Milagro en 30 Días. En la página 78, describe la dieta que él recomienda. Lo interesante es que esencialmente es la misma que la que yo recomiendo. Mi conocimiento está basado en mi propia experiencia y en la lectura de más de cien libros. El Dr. Franklin ha estado enseñando esa manera de comer para bajar de peso y la diabetes durante 25 años en Oklahoma. Lo ha hecho durante mucho más tiempo que yo. Y por eso es que recomiendo mucho la lectura de su libro. También tiene una página web: www.diabetes miracles.com.

Estas son sus recomendaciones básicas:

- Alcanza tu peso ideal.
- Realiza actividad física cinco a seis días por semana.
- Come una dieta vegetariana de cereales integrales, verduras, frutas, legumbres y cantidades limitadas de frutos secos y semillas—más o menos un puñado. Veinte almendras equivalen a eso.
- Limita tu consumo de grasa saturada.
- Evita consumir grasas trans, eliminando los productos de origen animal, la carne y los lácteos, las comidas rápidas y todos los productos que contengan aceite hidrogenado, parcialmente hidrogenado, manteca y margarina.

- Limita tu consumo total de grasa y usa principalmente grasas monoinsaturadas, aceite de oliva, de canola y algunos frutos secos o semillas.
- Aumenta tu consumo de legumbres, frijoles pintos, lentejas, frijoles negros, garbanzos, frijoles de soya, y chícharos.
- Aumenta tu consumo de verduras de hoja verde oscuro, espinaca, col rizada, coles, nabos, acelgas, hojas de mostaza, de remolacha, camotes, cereales y vegetales que crecen encima de la tierra, como broccoli, col, ejotes, calabaza, coliflor y cebolla.
- Aumenta tu consumo de fibra, fruta, verdura, cereales integrales frijoles y cantidades limitadas de frutos secos y semillas. Los productos de origen animal no contienen fibra.
- Evita el consumo de bebidas con cafeína, café y té. La cafeína aumenta el estrés y la presión arterial, y puede aumentar también la inflamación relacionada con la aterosclerosis, que puede agravar diabetes de varias maneras.
- Evita comer dulces, gaseosas, jugos de frutas y dulces. Come tres o cuatro porciones diarias de frutas cultivadas en el hemisferio norte cultivadas, manzanas, peras, fresas, cerezas, chabacanos, duraznos y ciruelas, que satisfarán tu antojo de dulces.
- Evita beber alcohol. El alcohol, incluso en pequeñas cantidades, puede elevar los triglicéridos y el colesterol, de acuerdo con el Cirujano General. También contiene azúcar.
- Si fumas, abandona el hábito. Fumar también está asociado con el colesterol alto y la hipertensión.

También te recomiendo que leas los libros del Dr. Joel Fuhrman. Su página web es www.drjoelfuhrman.com. Es excelente y tiene membresías con un pequeño costo, pero son muy informativas. Yo la visito con frecuencia. Cuanta más información tengas, te motivarás más hacia el bienestar.

Evita los productos de origen animal y elimina todas las calorías que provengan 100% de la grasa. El aceite de oliva, incluso, no es un alimento sano. Quizá sólo una cucharada en una ensalada o sobre una papa horneada; si consumes más, te hará engordar.

El Dr. Joel Fuhrman mencionó en su último seminario que la dieta mediterránea, bien analizada, no es saludable. Comen mucha comida, hacen mucho ejercicio y en realidad consumen muy poco aceite de oliva. Un estudio exhaustivo de la dieta de los países del Mediterráneo descubrió eso.

Las autores de libros sobre la dieta mediterránea están exagerando sobre esa forma de comer; están vendiendo libros y la dieta no es la mejor.

El Dr. Dean Ornish escribió muchos libros sobre cómo "prevenir, detener y revertir la enfermedad cardíaca y la diabetes". Son excelentes libros para leer y parte de mi educación básica.

Él ha comprobado que se puede revertir la enfermedad vascular con una dieta básicamente vegetariana, con ejercicio e incorporando la espiritualidad a tu vida. Dicho de otra manera, hacerte consciente de lo que te estás haciendo a ti mismo. Por medio de la angiografía, demostró que la enfermedad vascular se puede revertir. La semana pasada escuché decir al Dr. Joel Fuhrman que si sigues la dieta densa en nutrientes, muchas enfermedades se revertirán, hasta un 20% al año. Son excelentes noticias para todos nosotros, especialmente para los pacientes que ya tienen enfermedad vascular avanzada, demencia y diabetes. El 90% de los diabéticos tipo II se vuelven diabéticos tipo I.

Pongámonos Más Locos
(Comamos Más Nueces)

"Les digo no a la obesidad y la diabetes."

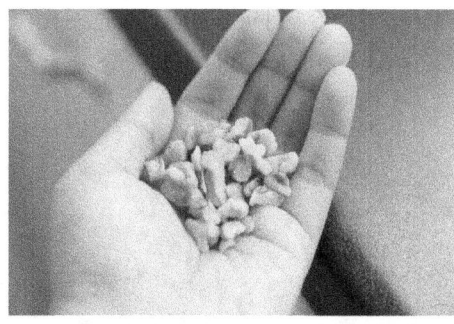

El Dr. Dean Ornish demostró hace mucho tiempo, con la publicación de muchos estudios y libros, que la mayoría de las enfermedades son prevenibles, que se las puede detener y revertir mediante una buena selección de alimentos, ejercicio y reducción del estrés. Rara vez conozco a algún cardiólogo que haya leído sus trabajos.

La diabetes tipo II y la enfermedad vascular, los ataques cardíacos y los derrames cerebrales son enfermedades causadas por la dieta, el 90% de las veces. Entonces, ¿qué debemos hacer? El cardiólogo y el neurólogo deberían encontrarse contigo con el libro de dietas en la mano, o con DVDs, o debería establecer un programa en el que tendrías que participar y hacerte un seguimiento para alentarte a seguirlo: tengo fe en ti; se puede hacer. Te sugiero que leas los trabajos del Dr. Ornish.

El Dr. Esselstyne de la clínica Cleveland también condujo un gran estudio de pacientes con enfermedad vascular avanzada y diabetes tipo II y demostró que la elección correcta de alimentos y el ejercicio tienen un enorme efecto en los pacientes con enfermedad avanzada con los que trabajó. Todos vivirán 20 años o más. ¿No crees que deberíamos tener eso en cuenta? El también propone una dieta vegetariana. El mes próximo iré a una conferencia donde él hablará. Me gustaría conocerlo, estrechar su mano y escuchar lo que tiene que decir.

Por cierto, las carnes magras tampoco son tus amigas. De todas maneras, tienen mucha grasa. Es más fácil eliminar la grasa cuando no comes productos de origen animal. Si te cuesta tomar esa decisión, piensa en la tortura a la que fueron sometidos antes de llegar a tu mesa. Una vez leí una descripción de eso en uno de los libros de misterio del Dr. Robin Cook y jamás volví a comer una hamburguesa.

Una dieta exclusivamente vegana durante 12 semanas producirá descenso de peso, un cambio en tus preferencias y en tus papilas gustativas. Entonces, estarás bien encaminado a seguir una dieta vegetariana y baja en grasa. Si tienes buenos resultados, siempre puedes volver al 10 y 20%, pero al principio, yo la haría en un 100%. Si comes una dieta 100% densa en nutrientes, bajarás medio kilo por día. Lo dice el libro del Dr. Fuhrman y también mi experiencia personal. La mayoría de los alimentos vegetales son bajos en grasa, pero hay excepciones:

- aguacates
- aceitunas
- frutos secos y semillas
- algunos productos de soya

Así que mantenlos al mínimo, aunque comer de 30 a 60 g de frutos secos y semillas es una buena idea. Consume poco aceite vegetal, porque es 100% grasa. Usa una cucharada colmada de aceite de oliva, contiene 120 calorías.

Tenemos que apreciar la potencia de los vehículos de la reproducción de las plantas, los frutos secos y las semillas. Ellos contienen el material genético, pero están llenos de saludables ácidos grasos esenciales, proteínas, vitamina E y minerales. El consumo de frutos secos y semillas aumenta la absorción de fitoquímicos de las verduras de hoja por lo menos 10 veces, según el Dr. Joel Fuhrman. Se lo escuché decir en la conferencia de la semana pasada en San Diego. ¿Qué podría ser mejor que eso?

Los frutos secos y las semillas tienen un mayor contenido de aceite, pero principalmente monoinsaturado, y grasas poliinsaturadas que son mucho más sanas para ti. No las grasas saturadas de la carne animal.

¿Qué es un fanático o loco por la salud? Una persona que hace mucho ejercicio y cuida lo que come.

Hay más de 300 tipos de frutos secos. Como sabes, cada planta tiene una semilla, pero sólo algunas se utilizan como alimento. Después de todo, tenemos más de 100.000 tipos de plantas. Los cacahuates, por lejos, son las semillas más comunes consumidas en los EE.UU., hasta el 70 % de la producción.

Se podría pensar que comer en exceso frutos secos y semillas podría provocar obesidad, pero un estudio a gran escala, de 25,000 estadounidenses, encontró que la gente que come más frutos secos es la menos obesa. Una explicación puede ser que desactivan el apetito durante más tiempo. Yo descubrí que es cierto. Tengo algunos en el auto y cuando me está dando hambre, como unos diez y 10 minutos después, mi apetito disminuye. Recomiendo mucho comer de 6 a 10 frutos secos una hora antes de la cena, y después comerás mucho menos.

Los frutos secos producen un químico llamado arginina, que se cree que dilata los vasos sanguíneos, y por lo tanto ayuda a prevenir la enfermedad vascular. Además, el estudio de la salud de las enfermeras, el de los médicos, el de las mujeres de Iowa descubrió que el consumo de nueces está ligado a un riesgo bajo de enfermedad cardiaca. Tal vez lo reduce hasta un 30 %.

Algunos creen que la grasa de los frutos secos, un sustituto de las grasas saturadas de la carne y los lácteos, reduce la enfermedad vascular hasta un 45%. Esto incluye la reducción del riesgo de cáncer, demencia y enfermedades autoinmunes.

La reducción de la diabetes tipo II puede estar relacionada con la mejora en el metabolismo de la membrana celular. Reduce la resistencia a la insulina que causa la diabetes tipo II.

Los frutos secos son utilizados para hacer aceites. Recuerda que todos los aceites vegetales son 100 % de grasa, pero algunos tienen usos medicinales y cosméticos. Son de uso común en los aderezos, para hornear y cocinar. Así que ten cuidado con ellos, puedes tener una ensalada saludable frente a ti, pero la estás matando con los aceites vegetales. Algunos aceites son más saludables que otros. Los de nuez de macadamia, coco, ajonjolí y canola son más estables que los otros y es más difícil descomponerlos en grasas trans.

El aceite de canola está hecho de semillas de uva de las que se han eliminado sus aceites tóxicos, y ácido úrico. Ha ganado gran popularidad por ser más seguro que el de oliva para uso general. Tiene un alto porcentaje de ácidos grasos omega -3, el ácido graso esencial es bueno.

Los aceites altamente poliinsaturados como el de semilla de lino y girasol no se recomiendan si van a ser expuestos al calor, ya que el calor cambia la estructura química de los ácidos grasos y forma radicales libres. Estos aceites son los más utilizados para la preparación de aderezo para ensalada. Es mejor evitar los demás aceites.

El aceite de algodón puede contener residuos tóxicos de las fumigaciones de los campos. El de semillas de lino y el de grosellas negras son los aceites más populares. La linaza es probablemente la más segura, porque tiene un alto contenido de omega-3 y es más barato.

Los frutos secos y semillas se conservan mejor con cáscara. Las cáscaras los protegen contra los dañinos radicales libres. Las nueces sin cáscara se deben guardar en el refrigerador. Los frutos secos y semillas mejoran el sabor de los alimentos y aumentan 10 veces el metabolismo del resto de la comida.

Recuerda que hay muchos problemas de seguridad con los frutos secos y las semillas, debido a las alergias. El uno por ciento de la población de EE.UU. tiene alergias a las nueces y semillas, y éstas pueden ser muy graves.

Recuerda que las alergias tienden a ser fijas y no cambian. Algunos frutos secos, como las almendras y las nueces son muy bajos en colesterol, pero tienen un alto contenido de grasas mono-saturadas y grasas poliinsaturadas, las grasas buenas. Se recomienda comer de 30 a 60 g al día de frutos secos. Agrega un poco de nueces a tu avena y ensaladas.

Almendras

Las almendras sólo se cultivan en California, en los Estados Unidos. Tienen un contenido de 60% de grasa. Tienen un alto contenido calórico. Noventa gramos de almendras tienen 600 calorías, pero están llenas de nutrientes. Por lo tanto, limita la cantidad, pero sin duda cómelas si no eres alérgico.

Están llenas de grasas mono-saturadas y poli-insaturadas, que necesitas. Tienen 20% de proteínas, contienen potasio, magnesio, calcio, hierro, zinc y vitamina E, antioxidantes y flavonoides. Son un alimento contra el cáncer. Una porción de un tercio de taza de almendras sin cáscara contiene 280 calorías, 24 g de grasa, 9 g de proteína y 10 gramos de carbohidratos. Disminuyen el colesterol LDL y elevan el colesterol HDL.

Anacardos

Los anacardos son frutos secos bien conocidos, en forma de riñón. Tienen color claro y sabor delicado. Son los frutos secos favoritos del Dr. Joel Fuhrman. Son las semillas de la parte inferior de la manzana del anacardo. Los anacardos son los segundos en contenido de grasa después de las almendras. Son una buena fuente de grasas mono-saturadas, minerales, magnesio, potasio, hierro y zinc. Son una buena fuente de biotina y proteínas. Un tercio de taza tiene 260 calorías, 21 g de proteína y 15 gramos de carbohidratos. Son bajos en contenido de grasa y contienen más proteína que la mayoría de los otros frutos secos. Tienen 65 % de grasa, pero sobre todo ácidos grasos omega -3.

Castañas

Envueltas en su brillante cáscara color caoba, las castañas son las semillas del castaño. Son del tamaño de una nuez, bajas en grasas, contienen principalmente hidratos de carbono, y tienen una gran cantidad de vitamina C, de la que otros frutos secos carecen. Son una buena fuente de minerales.

LA MAGIA DE LOS FRUTOS SECOS

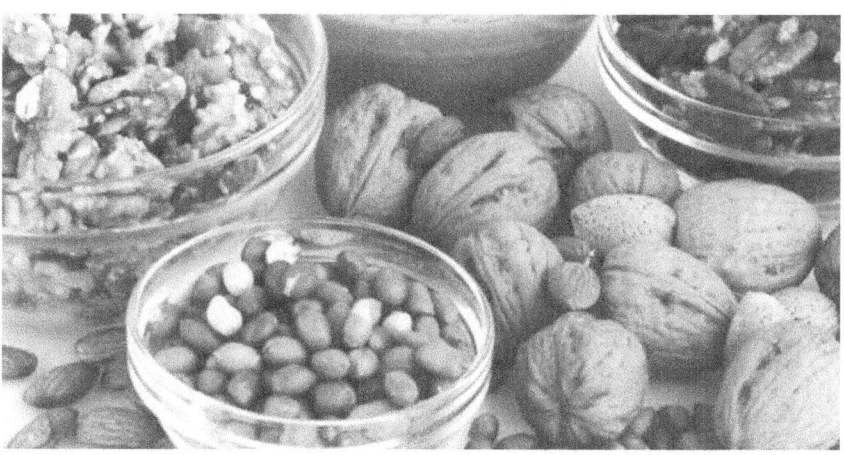

Semillas de linaza

La linaza es originaria del Mediterráneo. Se ha utilizado como alimento durante 5000 años. La linaza tiene que calentarse por su contenido de leucocitos tóxicos, se desintoxica con el calor. Se parecen a las semillas de sésamo. El color es ámbar a marrón. Por lo general, se consumen molidas para aumentar su absorción. Se han utilizado a lo largo de la historia. Ahora hay plantas en los EE.UU. y somos un importante productor de semillas de linaza.

La linaza es una excelente fuente de ácidos grasos omega-3, los buenos ácidos grasos esenciales, ácidos alfa-linoleico (ALA), es una buena fuente de fibra, manganeso, potasio y magnesio, fósforo, hierro y cobre.

El aceite de linaza tiene casi el doble del nivel de ácidos grasos omega-3 que el aceite de pescado. A pesar de que contiene las cadenas cortas de ácido alfa - lipoico, en lugar de las cadenas largas como el EPA y DHA, la linaza se puede convertir en EPA y DHA por los saturados delta 6. Yo normalmente espolvoreo semillas de linaza en mi batido de la mañana. Es una excelente fuente de ácidos grasos omega -3 y un poco más segura que el aceite de pescado. Las semillas de linaza molidas también han demostrado ser útiles para mejorar los perfiles de lípidos en la sangre.

Pecanas

Las pecanas crecen en los majestuosos nogales. Son nativas de América del Norte, específicamente el Valle del Río Mississippi, y a menudo alcanzan una altura de 150 metros, con un tronco de siete metros de diámetro. Un nogal silvestre demora 11 años en alcanzar su plena madurez, tras lo cual produce alrededor de 200 libras de nueces color oro marrón con una cáscara dura cada año.

La evidencia muestra que las nueces jugaron un papel importante en las dietas de los prehistóricos indios americanos, y los restos fósiles descubiertos a lo largo de la mayoría de los ríos principales y canales de riego en Texas y parte de México indican que esta zona fue el lugar de nacimiento de la nuez.

La nuez pecana es deliciosa y le debe mucho de su sabor a su alto contenido de grasa, de alrededor de un 71%, principalmente en forma de un ácido oleico monoinsaturado, sano para el corazón. Cada porción de 30 g proporciona 190 calorías, 20 g de grasa, 2,6 g de proteínas, 4 g de carbohidratos y 3 g de fibra. Los beneficios para la salud de las nueces son similares a los de otros frutos secos que proporcionan un alto contenido de grasa monoinsaturada y arginina.

Nueces

Se considera que los nogales son los árboles más antiguos conocidos por el hombre. Los nogales viven mucho tiempo, el equivalente a varias vidas de un ser humano. Los árboles de nogal datan de 7000 años AC y se han cultivado desde entonces.

Los beneficios para la salud de las nueces son similares a los de otros frutos secos, que proporcionan un alto contenido de grasa monoinsaturada y arginina. Las nueces se consideran alimento para el cerebro. Las nueces son un elemento esencial de la dieta mediterránea, y los estudios han encontrado que las personas que consumían una dieta con nueces tenían menores niveles de colesterol LDL, mayor nivel de HDL. La arginina es un aminoácido esencial, que se convierte en óxido nitroso, una sustancia química que permite que los vasos sanguíneos se relajen, y previene la agregación plaquetaria. Las nueces son ricas en antioxidantes.

Cacahuates

El cacahuate es el fruto seco más popular en los Estados Unidos. Muchas naciones dependen del cacahuate por su valor nutritivo. En Estados Unidos, aproximadamente el 50 % del cacahuate se utiliza para hacer mantequilla de cacahuate, el 25% son cacahuates pelados y tostados envasados, y el 25% se utiliza como ingrediente de productos dulces.

Los cacahuates son originarios de las laderas de los Andes en América del Sur, y posiblemente también de Brasil, y son un alimento básico de la población nativa de América del Sur y México.

Se componen de 50% de grasa y el resto son carbohidratos. Contienen gran cantidad de grasas monoinsaturadas saludables. Con ellos se obtienen buenos niveles de biotina B, la vitamina B3 y, trazas de metales, magnesio, fósforo y manganeso.

Un alimento rico en proteínas, las grasas monoinsaturadas y el antioxidante resveratrol, el cacahuate está demostrando ser un protector del corazón humano y los vasos sanguíneos. El riesgo de enfermedades del corazón baja alrededor del 21%, basado en estudios científicos, en las personas que consumían muchos cacahuates. Se descubrió que reduce el colesterol LDL, y aumenta el HDL.

Semillas

Las semillas de calabaza, las semillas de sésamo y las de girasol son excelentes para espolvorear sobre una ensalada. Mejoran la absorción de los fitoquímicos de la ensalada. El beneficio para la salud de las semillas es que proporcionan un alto contenido de grasa monoinsaturada y arginina. Contienen nutrientes vitales que disminuyen la tasa de cardiopatías, accidentes cerebrovasculares, cáncer y diabetes.

No te vuelvas loco

A diferencia de los frijoles y los vegetales, que casi no tienen grasa, los frutos secos son altos en calorías y grasa, aunque en su mayoría son grasas sanas no saturadas. Puedes sabotear tus metas de salud si comes demasiados; come frutos secos durante el día, pero no te vuelvas loco. Te recomendamos consumir no más de 30 o 60 g de frutos secos, a pesar de que mi propia experiencia es que un poco más no parece aumentar mi peso. Creo que la razón puede ser que se me quitan el apetito y comía menos de otros alimentos. Yo creo que hay que experimentar con un poco.

Le pregunté al Dr. Joel Fuhrman en una de sus últimas conferencias al respecto. Le pregunté cuántas nueces y semillas comía por día y me dijo que de 30 a 60 g. Y eso es lo que recomiendan casi todos.

Nutrientes en 30 g de Frutos Secos Pelados

Los datos de nutrición de todos los frutos secos en el siguiente cuadro son sin sal. Los valores de grasa se han redondeado al número entero más próximo o la mitad, así que los distintos tipos de grasa pueden variar ligeramente en la cantidad de "grasas totales".

Fruto Seco	# de fruto por 28 gramos	Calorías	Proteína	Grasa			
				Total	Sat	Mono	Poli
Almendras, sin tostar	20 - 24	160	6	14	1	9	3
Nueces de Brasil, sin tostar	6-8	190	4	19	5	7	7
Anacardos, secos tost.	16 - 18	160	4	13	3	8	2
Avellanas, sin tostar	18 - 20	180	4	17	1.5	13	2
Macadamias, secas tost.	10 - 12	200	2	22	3	17	0.5
Cacahuates, secos tost.	28	170	7	14	2	7	4
Pecanas, sin tostar	18 - 20 halves	200	3	20	2	12	6
Piñones, sin tostar	150 - 157	160	7	14	2	5	6
Pistachos, secos tostados	45 - 47	160	6	13	1.5	7	4
Nueces, sin tostar	14 halves	190	4	18	1.5	2.5	13

Fuente: Adaptado de las publicaciones del Consejo Internacional de Investigación y Educación de las nueces de árboles. Nutrientes en una onza de nueces y cacahuates, enero de 2003. www.nuthealth.orgnutrient1oz.html

Frutos Secos y Semillas

Los frutos secos y semillas contienen alrededor de 150 a 200 calorías cada 30 g. Te recomiendo que comas de 30 a 60 g por día, porque brindan nutrientes valiosos y grasas saludables no procesadas. Como botana, disminuyen bastante el apetito. Los frutos secos y semillas son ideales en ensaladas, en especial cuando se mezclan con naranja y especias o jugos de verduras. Siempre come frutos secos y semillas crudas, porque el proceso de tostado altera las grasas beneficiosas. Los frutos secos y semillas envasados comercialmente a menudo contienen aceites hidrogenados, grasas trans y el sodio, así que ten cuidado con ellos. Si los tuestas ligeramente, a veces puedes mejorar su sabor. Así que por favor incluye frutos secos en tu dieta, no te prives de ellos.

LA IMPORTANCIA DE LOS CEREALES

"Grano entero" significa que el cereal tiene sus tres elementos originales completos.

Endorspermo

El *endospermo* es la fuente de alimento del germen, y le brinda energía esencial a la planta para que pueda tener un sistema radicula saludable. Así, puede absorber el agua y nutrientes necesarios para que la planta puede enviar los brotes hacia arriba y el sol realice el trabajo de la fotosíntesis. El endospermo es la parte más grande del grano y contiene carbohidratos, proteínas y minerales.

Salvado

El *salvado* es la piel exterior del grano; tiene muchas capas y protege al endospermo y el germen del daño de la luz solar, insectos, agua y enfermedades

Germen

El embrión del grano es el *germen* y, si es polinizado, brotará como una nueva planta. Contiene vitamina B, proteínas, minerales y grasas benéficas.

La capa exterior o salvado contiene la fibra y vitamina B. El germen contiene fitoquímicos y vitamina B. El endospermo contiene los hidratos de carbono y proteínas. La clave es que el grano está entero y no está refinado, lo que elimina el salvado y el germen, dejando sólo el endospermo.

El grano integral debe estar intacto - lo que significa que obtienes más fibra y más micronutrientes, subiendo menos el nivel de azúcar en la sangre y la insulina resultante reduciendo tu ingesta calórica a través del metabolismo. Recuerda que con la fibra, no se metaboliza una gran cantidad de las calorías.

Palabras Engañosas

- Hecho con—quizá sólo una pizca de trigo entero
- 100% trigo—algunos pueden tener mucho, sí, o nada de "trigo integral"
- Multi-grano—no te dice nada acerca de si son integrales o refinados
- Mezclas—"mezcla de granos integrales" probablemente tenga pocos granos integrales.
- Buena fuente—significa 8 g de grano integral, 15%
- Excelente fuente—16 g grano integral, 27%
- Apoya la salud del corazón—significa muy poco

Para asegurarte de recibir los beneficios dietéticos y de salud de los granos integrales y el trigo, la etiqueta debe decir 100% granos integrales o 100% trigo integral. De esa manera, evitas las harinas refinadas, el jarabe de maíz de alta fructosa y el azúcar agregado.

La Tolerancia a la Glucosa y la Edad

La capacidad de un cuerpo de controlar el azúcar en la sangre se llama "tolerancia a la glucosa". Con la edad avanzada, los cuerpos pierden gradualmente la capacidad de recoger y usar productivamente el azúcar del torrente sanguíneo y la comida. Esto se debe a la intolerancia a la glucosa o resistencia a la glucosa. El azúcar puede no ser suficiente para provocar síntomas evidentes. Nuestras probabilidades de contraer diabetes tipo II aumentan debido a eso.

Alrededor del 25% de los hombres y mujeres, después de los 70, desarrollan una tolerancia anormal a la glucosa, lo que aumenta el riesgo de diabetes. Todo empieza alrededor de los 30 años y alcanza un punto alto alrededor de los 65.

A medida que envejecemos, la mayoría de nosotros bajamos el ritmo, hacemos menos ejercicio, y estamos cada vez más inactivos, con una mayor acumulación de grasa corporal. Al mismo tiempo, los tejidos de nuestro cuerpo pierden su sensibilidad a la insulina y las células de nuestro páncreas tienen que producir cada vez más insulina para tener el mismo efecto. Dado que la hormona insulina nos ayuda a metabolizar la glucosa en nuestra sangre, esto significa que nuestros cuerpos tienen una dificultad creciente para usar productivamente la glucosa. El resultado es que se elevan los niveles de azúcar, se elevan los niveles de insulina y el páncreas tiene que trabajar mucho más. Incluso, además de esto, podemos desarrollar diabetes tipo I, porque nuestro páncreas está agotado de secretar más insulina dentro de sus células y éstas se mueren. El resultado es que ahora tienes otro problema, la diabetes tipo I, y necesitas inyecciones de insulina.

La razón de esta disminución relacionada con la edad tiene que ver más con adultos mayores, un mayor contenido de grasa corporal y menor masa muscular con la disminución de la capacidad de su páncreas de secretar insulina. Esto da una esperanza, porque la cantidad de grasa y músculo en tu cuerpo es algo que puedes

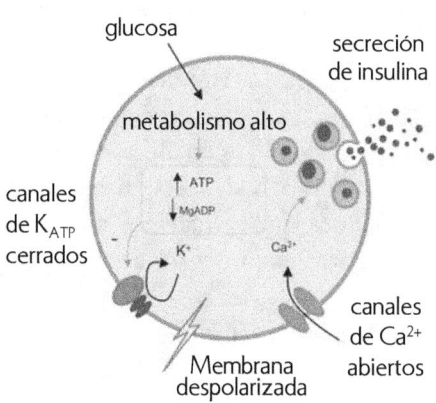

glucosa

secreción de insulina

metabolismo alto

canales de K_{ATP} cerrados

ATP

MgADP

K^+

Ca^{2+}

canales de Ca^{2+} abiertos

Membrana despolarizada

controlar alimentándote mejor y haciendo ejercicio regularmente. El tejido muscular está programado para responder a la insulina. Es sensible a la insulina. Sin embargo, mucha gente tiene menos tejido muscular cuando envejece, porque no hace ejercicio. Esto hace que la insulina sea menos sensible, y que también desarrollen más tejido adiposo, debido a que el patrón alimenticio puede no disminuir. A medida que desarrollan demasiada grasa corporal y demasiado poco músculo, la sarcopenia, el tejido muscular, es cada vez menos sensible a la insulina. Se necesita cada vez más insulina para mantener un nivel normal de azúcar en la sangre y las células de producción en el páncreas, llamadas "células beta", con el tiempo se pueden agotar por el uso excesivo, lo que reduce la capacidad de fabricar insulina, y ahora tienes diabetes de adulto o diabetes tipo II y tal vez la tipo I, que requiere inyecciones diarias.

Al comer alimentos de alta densidad de nutrientes y realizar ejercicio se podría eliminar el problema.

¿Cuál es tu riesgo de diabetes?

La progresiva intolerancia al azúcar en la sangre es una de las condiciones más devastadoras de las supuestamente relacionadas con la edad. Ciertamente, es una de las más peligrosas porque puede transformarse en el monstruo de la diabetes sobre tu espalda, provocarte muchas enfermedades y acortar tu vida. La diabetes produce incapacidad y mata. Contribuye a la hipertensión, altos niveles de grasa en la sangre, enfermedad cardíaca, derrames, cáncer y demencia.

Como sabes, el lugar donde se almacena tu grasa corporal a menudo es un signo de la medida de tu riesgo de desarrollar diabetes de la madurez. "La panza de cerveza y el rollo de grasa que algunas mujeres desarrollan por encima de la cintura te ponen en un riesgo mayor. La forma de manzana o de pera lo hace.

Aunque que el metabolismo de la glucosa parece cambiar para peor a medida que envejecemos, la razón tiene más que ver con otras condiciones relacionadas con la edad. Es decir, el envejecimiento es un efecto indirecto en vez de una causa directa de la intolerancia progresiva a la glucosa. Esa es la opinión del famoso Dr. Raven Gerald de la Universidad de California, que estudió el problema en profundidad. Recuerda que él descubrió el síndrome metabólico y sabe mucho al respecto.

Las causas más directas de la insensibilidad a la insulina son la mayor cantidad de grasa corporal y la inactividad. Las dos van de la mano. La tercera causa clave es una dieta rica en grasas y la falta de alimentos densos en nutrientes.

Los estudios han demostrado que una dieta alta en grasa, especialmente en las personas maduras, es mortal, y tiende a reducir la sensibilidad del cuerpo a la insulina. Una dieta con hidratos de carbono ricos en fibra tiene un efecto contrario. Una dieta baja en grasas y alta en fibra puede aumentar la sensibilidad celular a la insulina en pocas semanas. Combina eso con estiramientos, levantamiento de pesas y ejercicio aeróbico y no tendrás el problema.

La construcción de músculo a través del ejercicio de levantamiento de pesas es especialmente crítico para reducir tu riesgo de diabetes. El músculo es el principal lugar de disposición de glucosa. La glucosa absorbida por los músculos tiene tres destinos posibles: se quema de inmediato para la liberación de energía, se almacena como combustible de reserva llamado glucógeno en el músculo o el hígado, o se convierte en grasa.

Si estamos activos físicamente, la mayoría de los carbohidratos que comemos se usan enseguida para energía, lo que mantiene al motor del cuerpo marchando a ritmo constante. El resto se almacena como glucógeno y se transforma en una fuente de energía de reserva, a la que podemos recurrir durante el ejercicio intenso. Pero el problema es que las reservas se ven limitadas por el tamaño de tus músculos. Esa es la razón porque las personas mayores tienden a tener bajas cantidades de glucógeno en sus cuerpos y se sienten cansadas todo el tiempo. No se sienten llenas de energía, porque no tienen energía en sus músculos. Los músculos son los tanques de almacenamiento y utilización del glucógeno como combustible. La única manera de aumentar los músculos es aumentar el tamaño de tus tanques de combustible muscular. Entonces, es crítico seguir un programa de entrenamiento de resistencia, además del ejercicio aeróbico. Cuanta más masa muscular tengas, más glucógeno tendrás en tus músculos y, por lo tanto, más energía de reserva para periodos de esfuerzo. También prevendrás la diabetes tipo II, típica del proceso de envejecimiento. Resumiendo, las personas maduras deben tener controlada su proporción de grasa corporal y masa muscular, y para evitar la diabetes deberían comer mucha menos grasa dietética y muchos más carbohidratos fibrosos, como las verduras crudas y cereales enteros.

Los ejercicios de resistencia son la clave para regular el nivel de glucosa. Aun cuando el ejercicio no reduce la grasa corporal, se ha demostrado que aumenta la sensibilidad de los músculos a la insulina. Un músculo que trabaja, después de todo, es una entidad que requiere la energía entregada por la glucosa, que necesitas para seguir funcionando. Por supuesto, cuando el ejercicio también produce una reducción de la grasa corporal, la sensibilidad de los músculos a la insulina aumenta mucho más, según han demostrado las investigaciones.

MOTIVACIÓN PARA EL CAMBIO

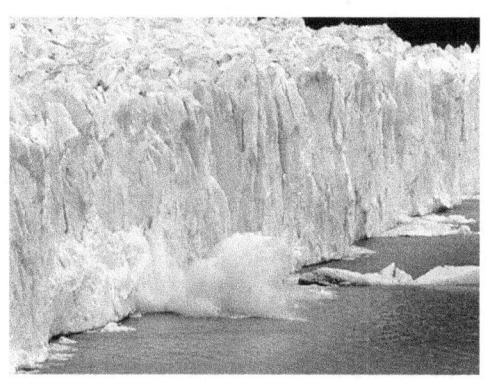

Como médico, me considero un maestro, después de todo, es lo que significa la palabra. Así que tengo un deseo incorporado de hacer que la gente se ponga bien. Honestamente, me gusta que me llamen Dr. Bienestar. El alcalde de la ciudad me llamó así en una reunión reciente. Y me siento orgulloso por eso.

Dado que soy médico, por supuesto, todos los días veo a pacientes que necesitan enseñanza sobre el bienestar. No vendrían a verme si no tuviesen problemas. Pero ¿cómo facilita uno el cambio? ¿Cómo motivas a alguien para el bienestar? Yo sí dedico tiempo, quizá hasta 3° minutos, para educar al paciente sobre el bienestar. Es un deseo noble cambiar a alguien; de hecho, es mi trabajo. Ciertamente, podemos diferir acerca de cuál es el camino correcto. La motivación es un proceso interpersonal —una interacción entre dos personas. La motivación para el cambio no puede ser influida solo por nosotros, sino que, en un sentido muy real, surge de un contexto interpersonal. Podemos suponer que la persona ya está motivada porque viene a vernos, pero la mayoría de las veces no es así. Muchos quieren una solución rápida, una píldora, un procedimiento y quizá incluso una operación, que puede ser innecesaria. Lo veo todo el tiempo. Explorar y mejorar la motivación para el cambio es una tarea necesaria para nosotros y nuestro médico, si planeamos mejorar.

Muchas veces, la persona que estás tratando de cambiar, incluido tú mismo, siente ambivalencia sobre la necesidad del cambio. El paciente puede expresar los argumentos para cambiar, o tú mismo puedes expresar estas opiniones y sentir la necesidad del cambio. Pero no siempre es el caso. Si tú o el paciente están expresando argumentos en contra, tengo que tener mucho cuidado con lo que diga, o nunca te convenceré de realizarlo.

A menudo, ambas partes salen de la interacción frustradas e insatisfechas, culpándose mutuamente, y hay escasos cambios positivos. Ya me pasó más de una vez, tratando de convencer a un paciente de seguir un curso de bienestar en vez de darle inyecciones, operarlo o usar narcóticos para sus dolores inespecíficos.La entrevista motivacional es más parecida a un baile, en lugar de una lucha, es necesario avanzar juntos sin problemas, de lo contrario no pasará nada. Para motivar el cambio hace falta imaginación.

Tienes que desarrollar y señalar una discrepancia en la interpretación de la otra persona de la situación actual de su salud. Cómo piensan y cuál es la realidad actual. Puedes pensar que te ves bien teniendo sobrepeso, pero no estás viendo qué va a suceder en el futuro. No estás viendo lo que está ocurriendo dentro de tu cuerpo: diabetes, artritis, enfermedad cardíaca, etc. Generalmente la discrepancia es entre la situación actual y una meta deseada de buena salud. La diferencia entre lo que está ocurriendo y cómo nos gustaría que fueran las cosas —ser sano, vernos bien y vivir una larga vida. Cuanto mayor sea la discrepancia, mayor será la importancia y necesidad del cambio.

Sin embargo, como la percepción está involucrada, la discrepancia es más compleja que simplemente notar la diferencia entre lo que es y lo que debería ser. El comportamiento de uno puede entrar en conflicto con un valor profundamente arraigado sin que haya un cambio en ninguno. Como escuché muchas veces: "aunque tengo enfermedad cardíaca y diabetes, no puedo dejar de comer carne." Esto sucede particularmente cuando hay un cambio, no en el comportamiento sino en el significado percibido del comportamiento. Cuando una conducta entra en conflicto con un valor profundamente arraigado, por lo general es el comportamiento el que cambia. Así que es muy importante saber cuáles son los valores profundamente arraigados. Eso nos podría motivar a cambiar. Por ejemplo, para dejar de fumar, para que los niños no se enfermen. Para algunas personas, el primer paso hacia el cambio se vuelve ambivalente. Cuando aumenta la discrepancia, primero se intensifica la ambivalencia; luego, si sigue aumentando la discrepancia, la ambivalencia se puede resolver en la dirección del cambio. La ambivalencia no es realmente un obstáculo para el cambio, sino que es lo que hace posible el cambio.

Entonces, el reto es identificar primero y luego resolver la ambivalencia, expresando la discrepancia entre la situación real actual y el futuro deseado. Y puede ser muy difícil.

Cuando estoy hablando con los pacientes en una entrevista de 30 minutos para intentar que cambien, algunos están completamente de acuerdo mientras están frente a mí e incluso expresan el deseo de cambiar; marido y mujer pueden estar de acuerdo, pero no sucede nada. Otros van a mi Centro del Bienestar y compran mis libros y DVDs y siguen educándose para cambiar. Las citas de seguimiento son muy importantes para volver a motivar al paciente. Los aliento para que asistan a mis conferencias gratuitas para seguir aprendiendo.

Por supuesto, la asistencia a las conferencias es una señal de motivación y muchas veces sí induce al cambio.

El cambio se facilita mediante la comunicación, de manera que haga surgir las propias razones de la persona para cambiar. Ayer examiné a un paciente así y aproveché que él señaló la discrepancia entre sus comportamientos y lo que estaba pasando. Él se estaba matando por su diabetes tipo II. Le señalé las desventajas de la situación actual. Le señalé las ventajas del cambio. Recé para que cambiara su optimismo, para que pusiera manos a la obra y él expresó la intención de cambiar. Traté de hacer que se comprometiera al cambio frente a su esposa. Si alguien más se involucra con el compromiso, aumentan las posibilidades de que realmente se cumpla.

ÍNDICE MENTE CUERPO

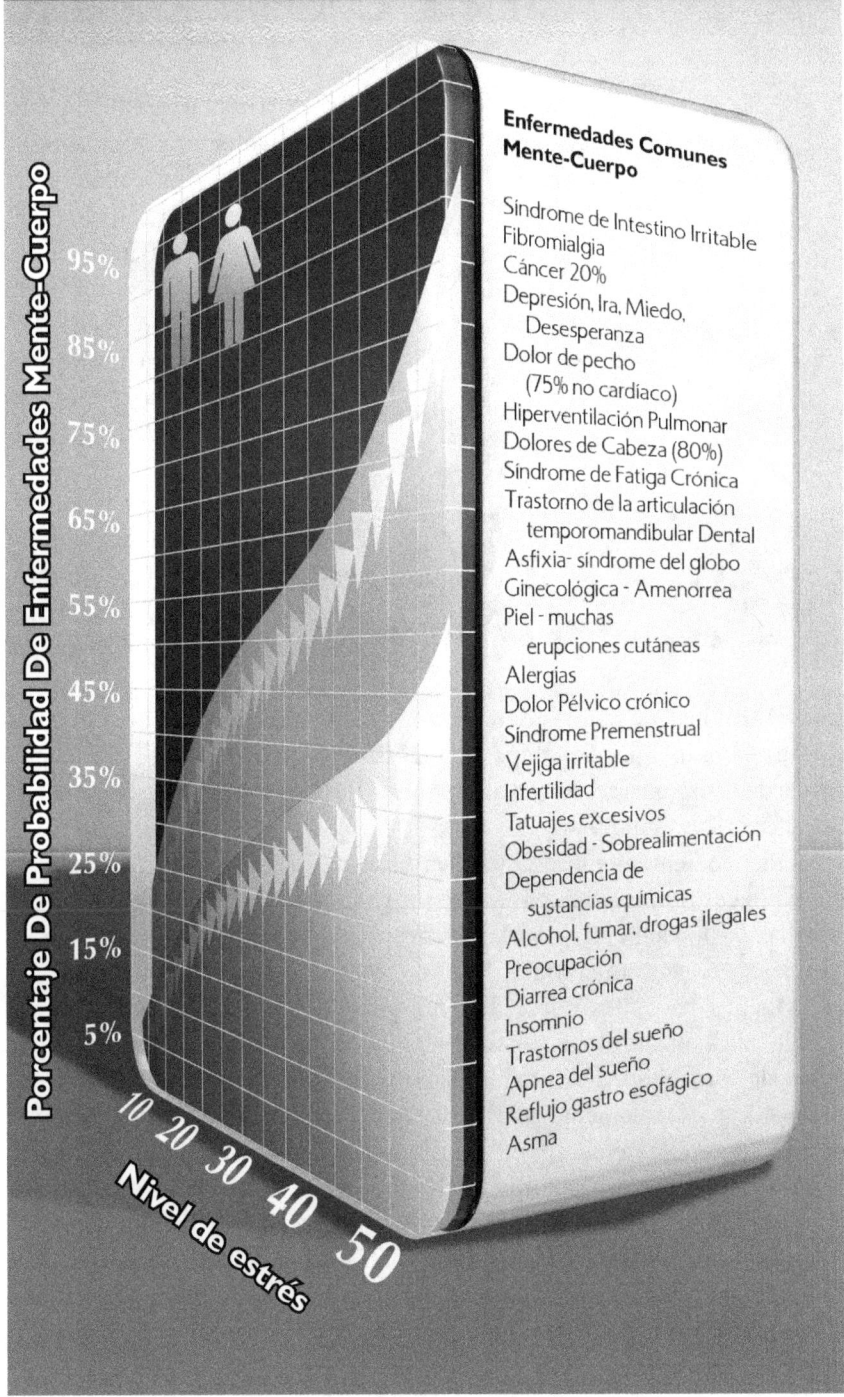

Porcentaje De Probabilidad De Enfermedades Mente-Cuerpo

95%
85%
75%
65%
55%
45%
35%
25%
15%
5%

10 20 30 40 50

Nivel de estrés

Enfermedades Comunes Mente-Cuerpo

Síndrome de Intestino Irritable
Fibromialgia
Cáncer 20%
Depresión, Ira, Miedo,
    Desesperanza
Dolor de pecho
    (75% no cardíaco)
Hiperventilación Pulmonar
Dolores de Cabeza (80%)
Síndrome de Fatiga Crónica
Trastorno de la articulación
    temporomandibular Dental
Asfixia- síndrome del globo
Ginecológica - Amenorrea
Piel - muchas
    erupciones cutáneas
Alergias
Dolor Pélvico crónico
Síndrome Premenstrual
Vejiga irritable
Infertilidad
Tatuajes excesivos
Obesidad - Sobrealimentación
Dependencia de
    sustancias quimicas
Alcohol, fumar, drogas ilegales
Preocupación
Diarrea crónica
Insomnio
Trastornos del sueño
Apnea del sueño
Reflujo gastro esofágico
Asma

MENTE, CUERPO, ESPÍRITU

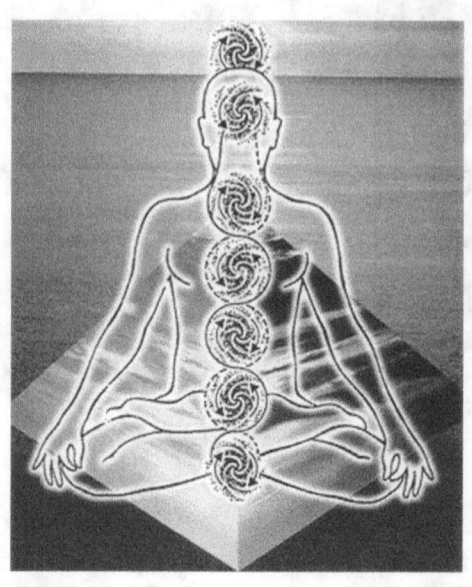 El conocimiento de la conexión mente-cuerpo-espíritu puede ser muy motivador. Nuestro cuerpo tiene un médico que vive dentro de él. Necesita despertarse, él sabe cómo hacernos mejorar. Hay una conexión de la mente con el cuerpo y del cuerpo con la mente. La Dr. Candice Pert escribió un famoso libro llamado *Las Moléculas de la Emoción*. En él explica los efectos de tu cerebro a través de las hormonas neuropéptidos (300 de ellas), y neurotransmisores sobre los 60 trillones de células del cuerpo.

Los 60 trillones de células del cuerpo le responden a tu cuerpo y cerebro con tus eicosanoides, los chips de Intel de tu cuerpo, producidos por cada célula de tu organismo. Entonces, tu forma de pensar lo es todo. Tu proceso de pensamiento guía todo.

Independientemente de cuál sea tu problema de salud, tu forma de pensar puede tener efectos enormes sobre estas enfermedades y tu bienestar. Muchas se pueden curar con la práctica correcta del bienestar, la dieta, el ejercicio y el pensamiento positivo.

Muchos pacientes no se motivan para mejorarse, algunos debido a la falta de conocimiento sobre la conexión mente/cuerpo, algunos por culpa del proveedor de salud, que no tiene idea de la conexión mente-cuerpo. Lamentablemente, eso es bastante común. Conozco una cantidad de oncólogos que no comprenden para nada la conexión mente-cuerpo.

El trabajo de los doctores Carl Simonton y La Shan ha demostrado los beneficios de las técnicas mente-cuerpo en el tratamiento del cáncer. Los estudios han demostrado que los pacientes con cáncer pueden vivir hasta el doble de tiempo si practican técnicas mente-cuerpo, y que se aumenta la tasa de curaciones espontáneas. La prueba científica se remonta siglos atrás.

La voluntad de vivir tiene una influencia dominante sobre la motivación. Los pacientes quieren que sus cuerpos se arreglen, pero algunos no quieren ser parte del equipo.

¿Qué es la Medicina Holística?

* Nos fijamos en el aspecto físico de la enfermedad.
* Nos fijamos en la fisiología de la enfermedad.
* Nos fijamos en el aspecto espiritual del paciente.
* El paciente debe participar en la creencia de su recuperación
* El amor de la familia es importante.
* Un médico placebo debe ser parte del equipo, así como el paciente.

¿Qué está pasando en tu vida?

El estrés es una causa de numerosas enfermedades. Hice una lista de las enfermedades causadas por el estrés y las puse en el " Índice Mente Cuerpo", un nombre que registré, igual al índice de masa corporal. Lo hice para que el público y los proveedores de servicios médicos presten más atención a la enfermedad causada por el estrés. Realmente no encontramos nada en ningún estudio. Sin embargo, operan a muchos pacientes innecesariamente porque no entienden el concepto de enfermedad mente/cuerpo. La enfermedad es la percepción de no estar bien. Una lista parcial de esas enfermedades está detallada aquí—estas enfermedades pueden atacar a los pacientes y quedarse toda la vida con ellos. Una vez que hemos educado a la persona para que crea que su enfermedad se debe al estrés y que sus síntomas son reales, puede empezar la curación.

Según mi experiencia, la educación es el factor motivador. Puede requerir algo de trabajo. Algunos pacientes y sus familias se muestran incrédulos cuando les digo que es un problema relacionado con el estrés y que no es nada que ponga en peligro la vida. Han estado tan obsesionados con el informe de la resonancia magnética y pensando que su cuerpo se está destruyendo, cuando en realidad se trata solamente del proceso de envejecimiento y no es nada inusual. La interpretación excesiva de las tomografías, resonancias magnéticas y angiogramas es un problema grave, que conduce a muchos cuidados médicos innecesarios. La interpretación de esos estudios y su relación con los síntomas del problema son el factor crítico. Mucho depende de si vas a ver a un médico placebo o a uno nocebo. Lee el capítulo sobre placebo para tener más detalles. Un doctor placebo educa al paciente con material de lectura, DVDs, CDs y meditación, lo que puede motivarlo para el bienestar. Pueden hacer falta algunas visitas al médico para lograrlo, pero ese es el trabajo del médico de la familia, en primer lugar. Si el médico de la familia no es un motivador o un doctor placebo, es un verdadero problema porque del 50 al 75% de los pacientes necesitan eso. Puedes hacer el test de estrés asociado con mi índice mente-cuerpo para evaluar la probabilidad de que tengas o desarrolles una enfermedad mente-cuerpo.

El objetivo es que si puedes ver la conexión y si tienes una de estas enfermedades mente-cuerpo, puedes curarte. Puedes evitar muchos procedimientos innecesarios si lees mi libro *Bienvenido a tu Mente-Cuerpo,* que explica en detalle cuál es la conexión mente-cuerpo. Te puede ahorrar mucho dolor, procedimientos innecesarios y mucho dinero. Si tú no tienes una enfermedad mente-cuerpo, te garantizo que tus amigos o familiares la tienen y quizá las tengan todas, como he visto en algunos de mis pacientes. Y la información y educación que les di los ha ayudado mucho.

Un Sentido de Propósito

*¿Cómo podemos seguir haciendo lo mismo y
esperar un resultado diferente?*

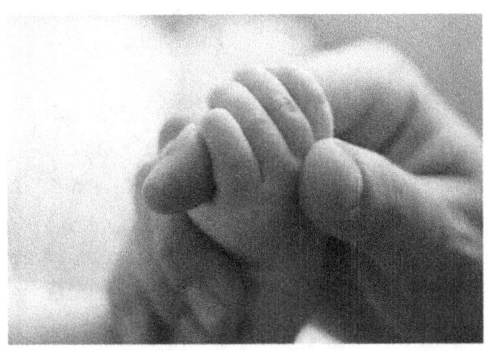

Todos queremos tener una vida mejor, una salud mejor, beneficios financieros, determinación para vencer esa enfermedad grave y un montón de otras cosas, que anticipamos nos darán ese sentido de propósito que tanto deseamos. ¿Cómo podemos alcanzar esas metas enormes? ¿Qué nos hará avanzar en la dirección correcta?

Como médico y profesor de bienestar, les doy al paciente y al público la educación y la formación científica para estimular el cambio, enseñándoles los aspectos de bienestar de la enfermedad. ¿Pero eso realmente es suficiente para lograrlo? ¿Cuánto los motivo? ¿Mis palabras provocan cambios a corto o largo plazo en los que me escuchan? Ciertamente, he visto cambios en mis pacientes: algunos a corto plazo y otros a largo plazo, y sin embargo, sospecho que algunos otros no cambian para nada. Practico lo que predico y supongo que eso es motivador. Entonces, mi objetivo son los cambios a largo plazo en mis pacientes.

La correlación se utiliza para instar a la interacción, pero puede ser a corto plazo. Lo que necesitas es un cambio duradero. Debes ser proactivo si quieres cambiar tu vida. Los cambios deben empezar inmediatamente o el compromiso te abandonará. La consistencia en lo que estás haciendo puede desaparecer rápidamente si interfieren los sentimientos. Ahora tienes otro intento fallido y te sientes desanimado. Un compromiso débil puede obstaculizar el camino de la motivación con propósito. Crear un sentido de propósito para tu vida y hacer algo para duplicarlo, es más probable que resulte en un cambio permanente y logres tu objetivo. Cuando te dispones a crear y a lograr, estimulado por este sentido de propósito, tienes más probabilidades de provocar estos cambios a largo plazo dentro de ti.

La motivación resuelve problemas a corto plazo, pero para resultados a largo plazo, tienes que encontrar la raíz de tu sentido de propósito y renovarlo. Cuando tenemos temor, buscamos soluciones rápidas. Drogas, cigarrillos y comida son todas sustancias químicas que afectan la mente para una solución rápida. Y, por supuesto, eso provoca más problemas— mala salud, conflictos familiares, pérdida del trabajo… y la lista continúa. Si vas a desarrollar un sentido de propósito en la vida, es muy probable que alcances tu meta a largo plazo, y tu mente subconsciente te ayudará a lograrlo. El famoso psicoterapeuta del cáncer, Dr. Lawrence LeShan, descubrió durante 45 años de tratar a pacientes de cáncer que si podía encontrar o descubrir un propósito en la vida de su paciente, podía duplicar su vida útil y aumentar la probabilidad de curación espontánea. Un sentido de propósito estimula la actividad del sistema inmunológico, mejorando la longevidad y la tasa de curación.

Ahora siéntate con un lápiz y papel y escribe lo que estás tratando de lograr, ya sea la pérdida de peso, la transformación de tu apariencia, la mejora de tus relaciones familiares, un cambio de carrera, o deshacerte de los malos hábitos como fumar y / o beber. Si estableces un sentido de propósito para mejorarte a ti mismo, es mucho más probable que alcances tu objetivo y hagas que suceda.

Por ejemplo, aunque tengo más de 70 años, he creado un sentido de propósito planeando ser el campeón nacional de tenis de 80 años y más. Ya me estoy entrenando para eso. Tomo una lección de tenis una vez a la semana con el mejor jugador de la ciudad, hago yoga y entrenamiento de resistencia tres veces por semana y juego regularmente al tenis en la noche. Eso me ha dado un motivo para salir de la cama y tengo un enorme sentido de propósito. Esto es lo que me motiva.

Además, estoy escribiendo libros, creando DVDs, dando un montón de conferencias sobre el bienestar y practicando la neurocirugía a tiempo completo. A los 73 años he desarrollado un sentido de propósito que es muy motivador. Me levanto temprano, a las cinco de la mañana, y empiezo mi día leyendo, escribiendo, haciendo ejercicio y practicando mi saxofón. Alrededor de las nueve, me tomo un rato en Starbucks para encontrarme con amigos y prepararme para el día de trabajo. No puedo decirlo lo suficiente: siento un gran sentido de propósito de ayudar a otros a ponerse bien. Espero que encuentres tu propósito en la vida. Te motivará para hacer las cosas bien.

Busca un sentido de propósito, por ejemplo, el de ponerte en forma. Por ejemplo, la diabetes tipo II es curable en 30 días si comes los alimentos correctos. O, el de mejorar las relaciones dentro de tu familia.

Si tienes problemas físicos autoinducidos, elimínalos. Si te mueres, piensa en esto—tu familia sufrirá.

Necesitas encontrar tu canción, la que te haga mover constantemente en la dirección de tus metas y le de visión a tu vida. Todos tenemos una canción exclusiva para cantar, independientemente de las circunstancias. ¡Encuentra tu música individual exclusiva y hazla positiva! Mejorará tu auto imagen y será tu llamado a la acción. Todas las personas tienen una forma natural de identificarse y crear, y cuando encuentres la tuya, cumplirás tus sueños.

Necesitas tomar el control de tu propia vida, nadie lo hará por ti. "Simplemente no puedo hacerlo" no son palabras aceptables. Visualiza una vida que te gustaría vivir y trabaja hacia ella todos los días, incluso aunque sólo hagas pequeños cambios. Los cambios van a estimular tu sistema inmune y tu mente subconsciente, y visualizarlos hará mucho más probable que ocurran. Podemos seguir haciendo las mismas cosas y esperar resultados diferentes, pero eso sólo es locura.

Cuando hayas descubierto tu propósito, empieza inmediatamente a crear un impulso. Escribe tu propósito u objetivo con frecuencia, y luego haz algo todos los días para trabajar en este sentido, algún tipo de acción positiva. Establece una meta a tres meses, seis meses, y un año, y haz una pequeña celebración cuando alcances estos objetivos.

Ayudar a otros puede ser lo más motivador que hagas; ciertamente funciona para mí. La espiritualidad y la religión le dan un propósito a mucha gente. El sentido de propósito es el alimento con el que nuestras almas pueden prosperar.

No importa tu edad—úsame como ejemplo. Todos necesitamos algo que nos haga esforzar para obtenerlo, para que podamos diseñar nuestra propia inspiración. Esto será diferente para cada persona. El secreto de la vida es crear un propósito significativo. El primer paso para crear un cambio es decidir qué es lo que quieres, no lo que no quieres. Eso es lo que creará un propósito en tu vida. El veinte por ciento del cambio es saber cómo producirlo; y si te opones a él debes saber por qué lo haces.

El Dr. Rick Warren, famoso evangelista, afirma que el propósito no es una lista de metas. Las metas son temporales; los propósitos son eternos. Es una afirmación que señala la dirección de tu vida. Él diría que si vinculas tu dirección a tu líder espiritual, sea Dios, Mohamed, o Jesús, es mucho más probable que ocurra. Escribir tus metas te obliga a pensar específicamente sobre el camino de tu vida, y saber en qué dirección te diriges te mantendrá en tierra firme. Una persona inteligente sabe en qué dirección va, pero el tonto va en muchas direcciones diferentes. Encuentra tu propósito y empieza a trabajar en él hoy mismo.

Auto-disciplina y Entusiasmo

El entusiasmo exagera la importancia de las cosas, y pasa por alto las deficiencias. La auto-disciplina te motiva y te encamina en la dirección correcta. El entusiasmo puede significar energía desperdiciada y eso puede no ser bueno. Pero, de nuevo, sí tiene algo de valor. La auto-disciplina es tomar el control de tus pensamientos, hábitos y emociones.

La auto-disciplina tiene que practicarse todos los días. Nunca la dominas por completo, pero se hace más fácil con la práctica. Vigilas lo que comes todos los días, cuidadosamente, y eventualmente se hará un hábito y no tendrás que pensar en eso cada vez que comes un bocado. Lo mismo aplica para el ejercicio, si lo repites a diario o varias veces por semana. Después de aproximadamente seis semanas ya es un hábito, lo haces sin pensar y es algo que haces simplemente, como ser siempre agradable con las personas. La dedicación completa es el extremo de la auto-disciplina; las personas exitosas tienen esta característica. Si quieres un gran cambio en tus hábitos de salud, tienes que auto-disciplinarte y poner manos a la obra. Los cambios pequeños son motivadores. Todos podemos hacerlos; no hace falta ser una persona especial. Sólo tienes que decidirte a hacerlo. Tienes que motivarte para hacer los sacrificios. Lo que comas caminará y hablará contigo mañana. Sólo piensa que puedes deshacerte de la diabetes tipo II en 30 a 60 días. ¡Qué triunfo!

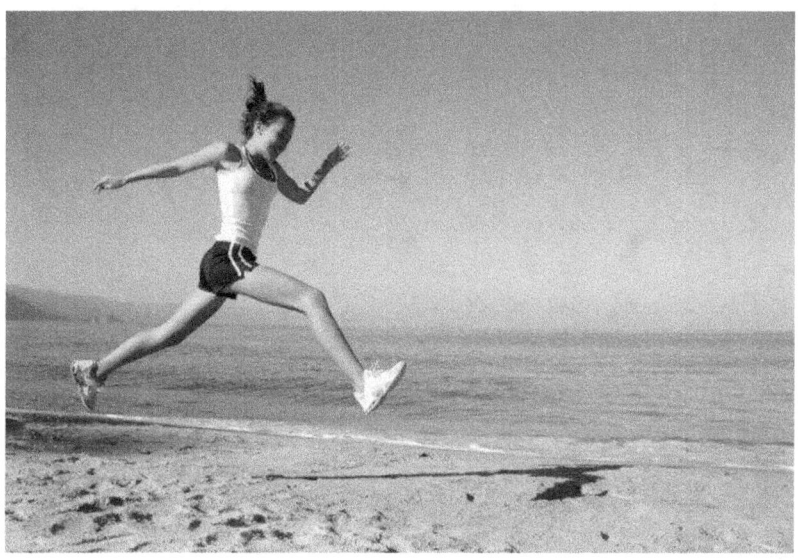

A veces necesitas tener auto-disciplina, dedicación, sacrificio, un plan coordinado y quizá algunas noches de insomnio para eliminar un mal hábito. Necesitas pagar el precio. Y puedes hacerlo, si crees que puedes.

El común denominador del éxito para el bienestar, comparado con otra persona que no lo consigue, es el hecho de que tienes buenos hábitos para hacerlo y la otra persona no. La persona que no lo consigue se pondrá obesa, tendrá diabetes, ataques cardíacos y derrames a una edad más temprana, al igual que un mayor riesgo de cáncer. Entonces, el camino hacia el bienestar es importante.

Cualquier resolución o decisión que tomes no tiene ningún valor y no vale nada hasta que se haga un hábito de salud y te adhieras a él. Tienes que hacer el cambio todos los días, mantenerlo todos los días, o si te olvidas un día, tienes que volver atrás y empezar de nuevo. La determinación y el compromiso necesarios requieren una buena dosis de autodisciplina y perseverancia. Cualquiera puede hacerlo si lo desea.

La última competencia existe dentro de nosotros. Lo que hagas eventualmente serán tus hábitos y tus hábitos harán tu carácter. El entusiasmo puede ser exagerado. La auto-disciplina hace el trabajo y es muy motivadora.

EL PENSAMIENTO POSITIVO

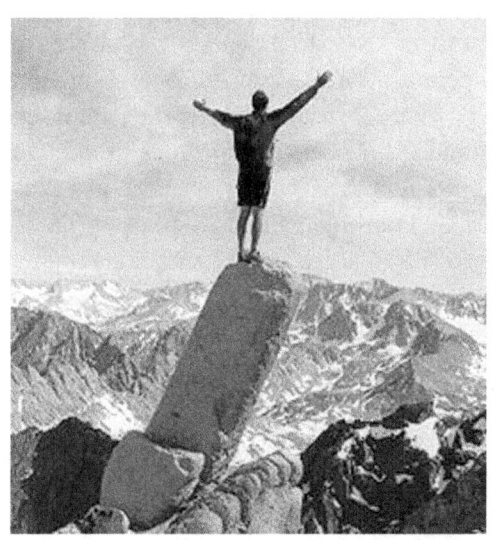

Es muy difícil mejorar tu vida si piensas negativamente. Es mucho más fácil motivarte si empiezas tu día con una actitud positiva. Tu cerebro le habla a tus 70 trillones de células con neuropéptidos (300 de ellos), hormonas y neurotransmisores. A su vez, tus 70 trillones de células le hablan a tu cerebro. Mente-cuerpo, cuerpo-mente. Así que tu forma de pensar tiene un efecto tremendo en cómo te sientes y lo que puedas hacer.

El rey de los escritores sobre el pensamiento positivo es el Dr. Norman Vincent Peale. Te recomiendo que leas sus libros. Conocí a uno de sus ministros asistentes, hace unos años, era un anciano y me dijo que tenía todos los libros del Dr. Peale y que no volvería a leerlos y me los regaló. Muchos de ellos estaban autografiados por el Dr. Norman Vincent Peale y su encantadora esposa, Ruth. Estoy eternamente agradecido. Los he leído todos, unas tres veces. Él dice, "Los pensadores positivos obtienen resultados positivos". Evidentemente, él recomienda ligar tu vida a la espiritualidad para crear una actividad transformadora. El Dr. Peale sugiere algunos principios básicos que te motivarán para alcanzar tus metas, especialmente el bienestar Hay una profunda tendencia en el ser humano de convertirse en lo que imagina o visualiza que es. Eso decide hacia dónde se dirige nuestra vida.

El pensamiento negativo es un proceso auto destructivo. El que constantemente envía pensamientos negativos, activa negativamente al mundo. Esa es la Ley de la atracción, sobre la que se ha escrito exhaustivamente. Los pensamientos que son parecidos se atraen. Los pensamientos negativos se traducen en resultados negativos. Si no cambia tu pensamiento, no esperes un resultado diferente. Nuestros pensamientos, a través de los neuropéptidos, hormonas y neurotransmisores, afectan el sistema inmune y nos pueden matar o curar. Nuestros procesos de pensamiento afectan los chips de nuestro cuerpo, los eicosanoides, y las súper hormonas.

Setenta trillones de células del cuerpo se ven muy afectados por los eicosanoides, los comunicadores. Nuestros leucocitos producen todos los neuropéptidos en el cerebro. Mente-cuerpo, cuerpo-mente. El pensador positivo envía pensamientos positivos con imágenes de esperanza, optimismo y creatividad. El descubrimiento más grande de nuestra generación es que los seres humanos pueden alterar sus vidas alterando sus actitudes mentales. Cada problema contiene la semilla de su propia solución. Un pensador positivo no reacciona emocionalmente en caso de dificultad.

El pensador positivo es consciente de que sólo la calma, con un fuerte control mental producen soluciones racionales. Los pensamientos calmos producen resultados.

El principio negativo niega. No produce bienestar. El concepto positivo te motivará a cambiar. El principio positivo va por la victoria. La inspiración y la motivación son como la nutrición, hay que seguir tomándola todos los días y en buena cantidad. Recuerda que hay más fuerza y poder en el individuo y su capacidad para cambiar hacia el bienestar. Generalmente usamos sólo el 10 % de nuestras capacidades; nuestro verdadero potencial es enorme. Escribe en una tarjeta lo que pretendes ser en la vida, mantén la tarjeta como referencia constante e integra ese objetivo profundamente en tu mente durante unos cuantos años. Te convertirás en lo que dijiste que te gustaría ser.

La motivación es como la nutrición. Debes tomarla diariamente. Recuerda que estás haciendo sólo un 10 % de lo que podías hacer.

La vida tiene un "si" en el medio; toma el control de eso. Es mágico creer en ti mismo. Usa la imaginería y la visualización; ve claramente tu futuro—cuáles son tus metas de bienestar, qué te gustaría eliminar de tu cuerpo, tu buen estado físico y mental— contémplalas. Comprométete con el principio del bienestar. Puedes hacerlo si crees que puedes. Incluso si tienes un poco de fe, del tamaño de un grano de mostaza, "nada será imposible para ti" (la Biblia).

Algunas personas son más felices al ser derrotadas, una actitud mental enfermiza. No te paralices en tu mente. Reconstruye tu motivación; especialízate en lo posible y elimina el "yo soy" de lo imposible. Recuerda que la fe es la más poderosa de todas las fuerzas. Nada te puede abatir si tienes fe. Ten la seguridad de que hay un gigante dentro de ti y libéralo.

No te sientas abatido. Si piensas que has fallado, vuelve a comprometerte y no mires hacia atrás. El secreto de la genialidad es tener el espíritu de un niño hasta la vejez.

La capacidad de enfrentar la adversidad—el fracaso, el dolor y la desgracia - con una sonrisa y un entusiasmo renovado para el futuro es realmente el secreto de la vida. Todos vamos a tener problemas a veces. Seguir adelante con un alto nivel de entusiasmo es una de las cosas más emocionantes acerca del principio positivo. El fracaso es sólo un incidente de una vida exitosa. Sucede. Levántate y desarrolla una nueva estrategia de motivación, imagínala y visualízala, y ponte a trabajar. Mantén el entusiasmo en tu vida ahora y para siempre. Las palabras tercera edad o envejecimiento no están en mi idioma. "¿Cuándo se va a jubilar, doctor?", es una pregunta que realmente me hace enojar. "¿Qué va a hacer ahora, doctor? ¿Cuándo sale su próximo libro? ¿Cuándo va a participar en el torneo de tenis?" son preguntas mejores.

Si tienes miedo de la inferioridad, no la toleres más. Cada noche, libera tu mente de pensamientos negativos, igual que vacías tus bolsillos. Mantén una actitud positiva y nada volverá a ser demasiado para ti.

La fe y la espiritualidad son enemigas del miedo y son motivadoras. Crea una imagen o una película mental de la meta que quieres alcanzar. El Dr. Peale diría que reces, visualices, energices y actualices. Este procedimiento es una fuerza muy poderosa. Es un principio de la creatividad. Las metas son sueños con plazos.

Nunca sabes lo que puedes hacer hasta que lo intentas- realmente lo intentas. El intento es un proceso continuo que debe mantenerse a un alto nivel para alcanzar la meta. Usa el poder de la imaginación, la visualización creativa, el idioma de tu mente subconsciente. Visualiza tu meta y encamínate a alcanzarla con afirmaciones positivas diarias.

Tranquilo, no te preocupes. El año pasado el mercado de valores estuvo a punto de colapsar; me congelé frente a la computadora. Yo manejo mi propio portafolio. Piensa. Busca ayuda. Motívate. No servirá quedarte sentado ahí muerto de pánico, sin hacer nada.

La mente humana no puede funcionar al máximo cuando se sobrecalienta. Piensa objetivamente, no emocionalmente. Aprende a meditar para calmarte. Obtén la receta de Rudy para la reducción del estrés en nuestra página web, www.kachmannmindbody.com. Nunca pierdas tiempo actuando vagamente y sin decisión frente a una dificultad, enfréntala y manéjala.

Ponte en contacto con la energía del universo. El pensamiento chino abraza "el Tao", la energía universal, un concepto de fuerza vital. La verdad es que constantemente podemos estar en un proceso recreativo, a través del cual la fuerza vital nos está dando constantemente una vitalidad renovada. La vida es energía.

El Dr. Peale tenía una agenda muy activa como escritor, conferencista, editor, orador y administrador. Él mantenía su energía y vitalidad afirmando constantemente la fuerza vital y visualizándola fluyendo continuamente a través de su mente. Se cansaba, claro, pero una noche de sueño siempre curaba las cosas. Enfrentémoslo—él tenía una vida con un alto propósito y eso es muy motivador.

No te arrastres por la vida. Mucha gente se arrastra a través de la vida de una manera lúgubre, con poca a ninguna energía. Pueden tener pocas cosas que anden mal, pero la vida no es muy energizante para ellos. Cuando una persona así tiene una experiencia realmente energizante y vital, queda pasmada por la nueva calidad de su vida. Thomas Edison dijo, "Si hiciéramos todo lo que somos capaces de hacer, nos sorprenderíamos."

Vacía tu mente de todos los pensamientos poco saludables; remplázalos con creatividad. Visualiza una fuerza vital funcionando dentro de ti, conectándote y refrescando tu cuerpo, mente y espíritu. Afírmalo diariamente mediante declaraciones positivas. Armonízate con el ritmo esencial de la vida. Vincula todas tus actividades al principio positivo. Recuerda que el miedo y la negatividad pueden destruir; la fe y el pensamiento positivo pueden crear y desarrollar. Reprograma tu pensamiento y transfórmate en un practicante del principio positivo. Entonces, empezarán a producirse los milagros. Lo mejor está por venir.

Vive tu vida y olvídate de tu edad. La experiencia espiritual realmente cambia las cosas, el tipo de experiencia profunda que te trae a la vida y la mantiene todos los días. Desarrollar fuertes escudos mentales para evitar los bombardeos negativos. Mantente en contacto con tu poder espiritual y siempre mantendrás en funcionamiento el principio positivo. Piensa en el futuro. Quiero vivir hasta los cien años con una mente clara. Para alcanzar esa meta tendrás que vivir una vida de bienestar físico y mental.

La motivación de los Alimentos

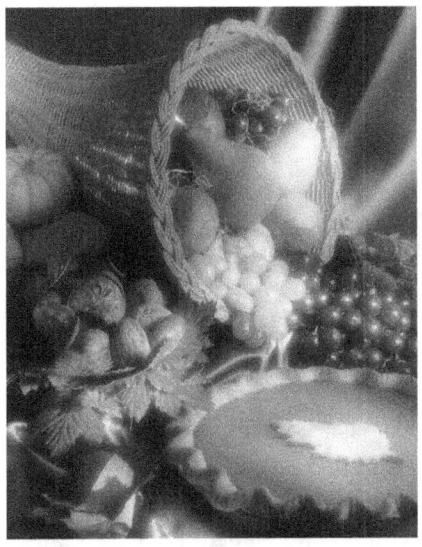

El camino principal hacia la salud está impulsado por el consumo de los alimentos correctos. Si quieres vivir hasta los cien años y ser mentalmente sano, lo que necesitas es comer los alimentos adecuados, hacer ejercicio, controlar el estrés, y un propósito en la vida.

La industria alimenticia está usando la grasa, la sal y el azúcar para matarnos. Esa es la causa del 90% de las enfermedades que, como médico, veo todos los días. Como soy neurocirujano, el 80% de los pacientes que veo tiene un problema de espalda. Casi siempre las causas son la falta de ejercicio y el sobrepeso.

Todo el mundo tiene una resonancia magnética de la columna anormal y la cantidad de inyecciones y operaciones que veo es indescriptible. Todo el mundo tiene tornillos y varillas en la espalda, en lugar de bajar de peso y hacer ejercicio.

¿Qué nos hace comer los alimentos incorrectos y, para empeorar las cosas, demasiada cantidad? No se ve eso en gran parte del mundo, como la China, Japón y algunas partes de África. Sin embargo, eso está empezando a cambiar.

Las causas son numerosas. Vivimos en el muy estresante mundo occidental; la mala comida es barata, no tenemos tiempo para preparar una comida saludable, nuestro conocimiento de la alimentación adecuada es limitado. Los propios médicos ni siquiera saben qué decirte. Usamos la comida para tratar nuestra ansiedad y depresión. Los alimentos grasos y azucarados nos hacen producir serotonina, una sustancia química que nos hace sentir mejor - una receta barata.

La comida es una droga, al igual que la nicotina, el alcohol, la cocaína. Reduce el dolor. Es una medicina de venta libre que nos hace sentir bien. La comida tiene un tremendo poder de motivación. El aspecto psicológico es muy complejo.

Podemos comer demasiado o demasiado poco. Los pacientes con anorexia nerviosa se sienten motivados por la delgadez y se niegan a comer. Se ven en el espejo y, aunque estén muy delgados, ven a una persona gorda, una percepción errónea. Al igual que una persona corpulenta puede mirarse en el espejo y ver a una persona normal; no se ven como son realmente. La mayoría de nosotros, cuando tenemos un día estresante, sentimos el impulso de agarrar lo primero que vemos en el refrigerador, o parar en el primer restaurante de comida rápida y comer algo desagradable lleno de grasa, azúcar y sal. Eso es porque estamos estresados y necesitamos serotonina. Necesitamos una solución rápida.

Visualizar o ver la comida, o los arcos dorados de MacDonald's, es la señal para que el hipotálamo libere serotonina. Los alimentos hacen liberar la serotonina y las endorfinas que nos hacen sentir bien y reducen nuestro nivel de estrés. Algunos de los alimentos se metabolizan como beta-endorfina y dinorfina, que no sólo nos hacen sentir bien, sino que también estimulan la conducta alimentaria. La dinorfina produce un apetito voraz. Una persona muy obesa probablemente funciona con mucha dinorfina. Normalmente me fijo en lo que como con mucho cuidado, pero el martes pasado trabajé todo el día y estaba de guardia toda la noche en neurocirugía para toda la zona. Hice dos operaciones cerebrales importantes y luego trabajé al día siguiente haciendo tres cirugías electivas. Honestamente, agarré una comida horrible en la sala de médicos entre operaciones y sentí que tenía permiso para hacerlo. Me aparté totalmente de mi comportamiento normal, y probablemente estaba funcionando a base de beta -endorfina y dinorfina. Me sentí impotente frente a mis impulsos.

Si necesitas una dona y no puedes controlarte, es probable que eso haya sido provocado por un equipo de dinorfinas. Una papa frita y nos descarrilamos. Las sustancias químicas de los alimentos, como puedes ver, te provocan comer en exceso y conducen a la mala salud, el sedentarismo y la obesidad.

Los principales culpables son las grasas, el azúcar y sal, los hijos de los restaurantes de comida rápida. Si comes alimentos altos en nutrientes en vez de alimentos densos en calorías, como los alimentos refinados despojados de sus nutrientes, no estarás expuesto a muchas de estas sustancias químicas estimulantes. Puedes superar la adicción al azúcar en 21 días. Puedes superar la adicción a la grasa en 21 días. Los fitoquímicos de los alimentos densos en nutrientes desactivarán tu apetito y te sentirás satisfecho y mucho más saludable. Lee mi libro, El Secreto de la No Dieta, para evitar la dieta americana loca, triste y tóxica que nos está matando.

Estados Unidos tiene la tasa más alta de diabetes y enfermedad vascular en el mundo, igual que de cáncer.

Las sustancias químicas provocan cambios psicológicos en el cuerpo y nos causan enfermedad. Motívate entendiendo claramente que la triste, loca y tóxica americana provoca muchas enfermedades y acortará tu vida. Además, no te sentirás muy bien y probablemente, tampoco tendrás una buena apariencia. *El Estudio de China*, del Dr. Colin Campbell, en el que analizó las dietas y enfermedades de mil millones de chinos, demostró que lo que comemos está directamente relacionado con las enfermedades que contraemos. Las comunidades que tenían una dieta alta en nutrientes, vegetariana, vegana, flexitariana, tenían muy pocas enfermedades. Probablemente, si comes bien tendrás buena salud.

LA VOLUNTAD DE VIVIR

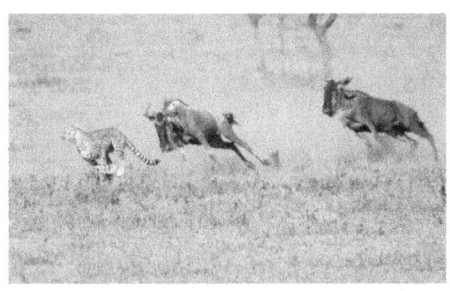 El miedo y la ansiedad pueden reducir nuestra motivación. Muchos mueren mil veces.

Casi todos están padeciendo por la aflicción más común, la ansiedad. La incapacidad de hacer frente a amenazas reales o percibidas a nuestro

bienestar físico, espiritual o emocional es la mejor definición del estrés crónico de larga data. Muchas veces está acompañado por el siguiente escalón, la depresión. La depresión reduce aún más nuestra motivación. Sólo queremos dormir y escondernos. Y puede conducir a un problema mental más grave, la esquizofrenia. Pero no tenemos que pensar. Los esquizofrénicos rara vez mueren de cáncer —no tienen un estrés destructivo— viven en un mundo de fantasía. Los lunáticos viven más; no se preocupan por nada. No tienen esos esteroides destructivos que matan a los chips de Intel de nuestro cuerpo, los eicosanoides. La ansiedad y la depresión son estados destructivos. Nos roban toda la motivación. La salud no es una condición estable. Para muchos, como un edificio de acero o unos cimientos de concreto, la salud es un estado de equilibrio que se mantiene con ajustes personales, y hábitos, desde adentro y hacia fuera.

La ansiedad es un signo de que la voluntad de vivir, que es motivadora, está siendo atacada directamente. La depresión es un paso más; indica una entrega parcial a la muerte. La ansiedad se manifiesta con pensamientos de que todo en la vida está amenazado.

No siempre podemos evitar la ansiedad, pero no tenemos por qué seguir siendo sus víctimas indefensas. El descanso y el sueño nos hacen recuperar la energía. Tengo 20 recetas para la reducción del estrés. Son muy útiles para mis pacientes. También están en mi página web, www.kachmannmindbody.com.

Los medicamentos pueden ayudar con la depresión y el estrés, pero muchas veces no son la respuesta final. La causa debe estar bajo control y debe enfrentarse, si es posible. Los medicamentos, en general, no son la cura. El cuerpo se rebela y el estrés luego sale como una enfermedad de mente y cuerpo. La salud no es sólo la ausencia de enfermedad física. La enfermedad emocional es una enfermedad por derecho propio.

La ansiedad es un susurro desde el inconsciente. Sea real o imaginaria, la amenaza para la salud es real. La depresión es una rendición parcial ante la muerte.

Una mente tranquila es una mente ordenada. El hombre tiene dentro de sí el poder tanto de destruirse como de preservarse. Un hombre en conflicto es como un país en guerra civil. Hay una cura potencial —o un buen doctor placebo— dentro de nosotros. Nuestro cuerpo sabe cómo mejorar—simplemente tenemos que hacer algo para estimularlo.

El Dr. Freud, un famoso psiquiatra vienés de comienzos del siglo pasado, llegó a la conclusión de que tenemos sólo dos instintos psicológicos básicos, Eros y el instinto de destrucción.

Eros, el dios del amor, es el instinto creativo. La lucha intelectual y científica incesante para mejorarse uno mismo y para mejorar el mundo, ofrecía la expresión de un instinto irresistible, una fuerza, el instinto creativo. Muchos de nosotros lo tenemos; otros, lamentablemente no. Es la voluntad de vivir y de nutrir la vida en todas sus variadas formas.

El instinto destructivo es un concepto nuevo y complicado. Freud lo llamaba el instinto de muerte. A veces lo percibo, cuando veo a algunos de mis pacientes tomando múltiples narcóticos, sin ningún interés en probar otro camino.

Les pregunto por qué están tomando esos medicamentos y la respuesta es "Me duele". Punto. Se levantan y se van, sin ningún interés por mejorarse. Evidentemente, es un impulso destructivo que provoca serios problemas, incluyendo la muerte. Murieron noventa pacientes en los estados vecinos este año, a causa de los narcóticos recetados por un médico. ¿Crees que tenemos un problema? El problema está en toda la nación.

Es esa candente fuerza erosionadora interna, que apunta directa y obstinadamente a destruirnos. Estoy de acuerdo con el Dr. Freud; no puedo encontrar otra explicación.

Una madre de cuatro hijos, sin marido, que tenía un alto nivel de estrés, no tenía el menor interés de abandonar los narcóticos asesinos. Seguramente, la dopamina la estaba haciendo sentir tan bien que jamás consideraría otra alternativa a su adicción. Es el instrumento de la naturaleza para terminar la vida. Esta nación va por un camino muy destructivo y lamento decir que no se me ocurrió nada que pudiera motivarla.

Freud también lo llamó atracción y repulsión, que dirigen el mundo inorgánico—fusión y fisión, amistad y enemistad, amor y odio. Bueno y malo, el concierto es el mismo. Durante cinco mil años los chinos lo llamaron yin y yang. Son las caras opuestas de la misma moneda, una combinación de lo bueno y lo malo, no opuestos. Están en el mundo interno de cada hombre. El hombre siempre aplica en sí mismo los procesos creativo y destructivo. Siempre es doloroso despertar del auto engaño ante una realidad, especialmente si no hay escape de esa realidad.

La mente empuja al estrés por debajo del nivel de conciencia, donde ya no percibimos el dolor. El cansancio sin esfuerzo es una señal de que la energía se está agotando, y no una lucha entre la auto-destrucción y escapar. Las personas que están en desacuerdo consigo mismas, tienen poco margen de seguridad y son víctimas de enfermedades en los momentos críticos. El marido muere, y la esposa muere de cáncer en el mismo año. Ese horrible estrés, sumado a otros, reduce la voluntad de vivir. Se ha demostrado estadísticamente que los ataques cardíacos, el cáncer y otras enfermedades se producen debido a los altos niveles de estrés. La voluntad de vivir desaparece. Psicológicamente elegimos el tipo de enfermedad y el momento en que la contraemos. Cuando hay estrés, la mente envía señales de alerta a los que quieren vivir sanamente. Nosotros mismos escogemos un momento para enfermarnos, el tipo de enfermedad y su gravedad.

Nuestra forma de pensar motiva al cerebro de nuestro cerebro, a nuestro Mago de Oz, a nuestro centro de control metabólico, el hipotálamo, para curarnos o destruirnos. Nuestra voluntad de vivir puede determinarlo.

Nuestro proceso de pensamiento influye en la decisión de crear o de destruirnos, tomada en nuestro tribunal de justicia. Quizá necesitemos las enfermedades cuerpo-mente para vivir, para evitar la depresión y el suicidio. La elección de un órgano para enfermarnos depende de las formas inconscientes de las experiencias emocionales —una necesidad emocional y un evento significativo que determina el momento de la enfermedad. Muchos de los pacientes que trato tienen varias de las enfermedades del índice mente-cuerpo. Hace poco vi a una joven, cuya madre y hermano tienen fibromialgia. Cuando le mostré el índice mente-cuerpo de mi libro, ella dijo, "las tengo a todas". Y después de haber hablado con ella durante un rato, estuve de acuerdo. La madre y sus dos hijos tenían una cantidad de enfermedades mente-cuerpo debido al estrés en la familia. Las enfermedades pueden llegar como un respiro necesario de problemas que no nos sentimos capaces de resolver y quizá hasta de enfrentar.

La enfermedad puede ser un mecanismo inconsciente para cambiar una situación, influyendo en nuestras actitudes y las de otros hacia nosotros. La enfermedad puede ser una manera de combatir la hostilidad que no podemos aceptar dentro de nosotros. Y muchas enfermedades pueden ser agudas, como una manera de escapar temporalmente de una situación difícil. O pueden hacerse crónicas si la situación sigue sin resolverse. La comprensión de los motivos profundos facilita la manera de enfrentar las situaciones de la vida y también de salvaguardar nuestra salud. La voluntad de vivir es crítica para la supervivencia.

Tenemos que equilibrar las cuentas para tener un cuerpo sano. Debemos resolver nuestros problemas, dentro de lo posible, y practicar las técnicas de reducción del estrés que recomiendo en mis 20 recetas. La voluntad de vivir puede fortalecerse, nutrirse y cultivarse, y lo podemos hacer conscientemente. El paciente tiene que transformarse en un aliado activo del médico. Con frecuencia, el paciente tiene sentimientos de hostilidad, miedo, y obstinación defensiva frente al médico. El reconocimiento de esos sentimientos por parte del médico permite que el paciente colabore con él. El médico debe reconocer el estrés y explicárselo al paciente. Las señales de alarma son la fatiga, la ansiedad, la desesperanza, la culpa, y deben ser reconocidas por ambas partes. Debemos aceptar que el estrés es parte de nuestras vidas y que es necesario manejarlo. Debemos aprender las medidas para enfrentarlo, romper la tensión, y conservar y reponer nuestra propia energía. Un buen comienzo es una buena noche de sueño y debemos trabajar para eso. El estrés afecta todos los aspectos de la vida: la alimentación, las actividades sociales, la recreación, el sueño; todo tiene que reajustarse según las necesidades del que lo sufre.

Un programa de reducción del estrés es diferente para cada individuo en cada situación, pero las metas son las mismas, reducir la tensión y mantener alta la energía. El ejercicio regular es importante para todos. Recomiendo mucho tomar breves pausas durante el día para relajarse. Las llamo "una pausa en el tiempo", para hacer algo totalmente diferente del trabajo durante diez minutos, tres veces al día. Yo me siento en una cafetería y leo un libro o escribo los míos, algo totalmente diferente de la neurocirugía, y para mí es muy relajante. Permitir que las células se agoten por el estrés es autodestructivo. Es muy útil aprender a meditar. Conéctate con la música. Norman Cousins escribió un libro famoso, *Ponerse bien de nuevo*, te sugiero que lo leas. Mi libro, *Bienvenido a la Mente-Cuerpo*, te explicará la ciencia detrás de las enfermedades mente-cuerpo, sus causas y su tratamiento.

Vivir es un arte en el que todos se inician como aficionados. La experiencia de los demás, o escaparse hacia la fantasía, las drogas y el pensamiento mágico son una vida de mentiritas. Eso nos llevará a perder la voluntad de vivir. Vive en el momento presente —no podemos cambiar el pasado— y trabaja para el futuro.

Debemos cultivar la voluntad de vivir. El disfrute del trabajo tanto como el de la diversión es un síntoma de una voluntad de vivir floreciente. Personalmente, trabajo mucho a los 74 años, en neurocirugía a tiempo completo, manejo mi propio portafolio de acciones, toco música todas las mañanas, leo y escribo libros todas las mañanas, empiezo a operar a las 9.30, juego tenis en la noche y doy al menos una conferencia por semana. Me siento fantástico casi todos los días. Por cierto, sigo una dieta flexitariana, como la que recomiendo en mi libro *El Secreto de la No Dieta*. Sólo te estoy aconsejando, no estoy presumiendo. Si no lo hiciera, ¿cómo podría enseñarlo? El envejecimiento es irrelevante para mí. Mantenerse joven significa mantener los intereses de la juventud. Una mente activa e interesada nunca envejece. La medida de la vida de un hombre no es la longitud sino la calidad.

"No le puedes enseñar nada a un hombre, sólo puedes ayudarlo a encontrarlo dentro de sí mismo"—Galileo. En el pasado, los doctores fueron primero sanadores, luego fueron científicos. El médico del futuro es las dos cosas, científico y sanador. Lamento decir que eso no está sucediendo mucho hoy. El verdadero significado de doctor es maestro. Su trabajo no sólo es curar sino también enseñarles a los pacientes a estar bien. Amén.

Lee las 20 recetas diarias del Dr. Kachmann para reducir el estrés en la próxima página.

1. CREA UN LUGAR ESPIRITUAL Y SEGURO EN TU CASA
   a. Practica la respiración abdominal con alma y concentración durante tres minutos.

2. MEDITA
   a. Concéntrate en tu respiración nasal.
   b. Luego, concéntrate en tu abdomen subiendo y bajando.
   c. Repite o canta un mantra (energía mental) varias veces. Por ejemplo: Espíritu, Dios, Om, Sat Nam, Suelta, Libérate, Soy feliz, etc.

3. VISUALIZA DIARIAMENTE UNA IMAGEN DE LO QUE QUIERAS LOGRAR ESE DÍA O EN EL FUTURO

4. DI PALABRAS DE AGRADECIMIENTO CUANDO TE VAYAS A LA CAMA TODAS LAS NOCHES Y ALGO OPTIMISTA O ALEGRE CADA MAÑANA

5. MANEJA BIEN TUS FINANZAS PORQUE SON UNA DE LAS PRINCIPALES CAUSAS DE ESTRÉS.
   a. Organiza tus finanzas.
   b. No entres en pánico y acuérdate de respirar.
   c. Sé disciplinado y conoce tus deudas.
   d. Haz un nuevo plan para salir de ellas y busca una nueva manera de salir adelante.

6. NO TE CONCENTRES EN LO NEGATIVO
   a. Evita la T.V., radio, y las malas noticias.
   b. No te pases toda la noche frente a la computadora ni viendo televisión. Date un tiempo antes de dormir, lee un libro, relájate, permite que tu mente descanse.
   c. Las noticias / medios de comunicación están preocupados, por el pesimismo y la fatalidad, el crimen, el dolor del mundo, el asesinato, el caos y la perversión, date un descanso.

7. PRACTICA YOGA, TAI CHI, CAMINATA, DANZA, O DISFRUTA DE LOS EJERCICIOS QUE PRODUCEN RELAJACIÓN Y MEDITACIÓN, EN VEZ DE ESTRESAR EL CUERPO Y LA MENTE

8. TODOS LOS DÍAS PASA 15-30 MINUTOS PRACTICANDO CAMINATA MEDITATIVA "MEDITACIÓN CAMINANDO"
   a. Usa tus sentidos para explorar el momento presente.
   b. Aprecia los sonidos, aprecia lo que ves y aprecia la naturaleza

9. PIENSA POSITIVAMENTE
   a. Se testarudo y tenaz, niégate a permitir que otros te depriman.
   b. No dejes de creer en ti.
   c. Haz un plan para resolver el problema.
   d. Escribe un plan y visualízalo diariamente.

10. VIVE EN EL MOMENTO PRESENTE, NO EN EL FUTURO NI EN EL PASADO
    a. Vive en la luz del día no en la tormenta de ayer ni el tsunami de mañana.

11. ESCUCHA MÚSICA EN TU CASA Y EN TU AUTO, EN EL CAMINO AL TRABAJO Y DE REGRESO
    a. Es el idioma de Dios o el Espíritu.
    b. El sonido de la música es una medicina. Es el puente entre el espíritu y la materia.

12. COME LOS ALIMENTOS CORRECTOS
    a. La comida es una droga, no abuses de ella.
    b. No uses la comida para manejar tu psicología, porque no es un buen reductor del estrés.
    c. Lee el Secreto de la No Dieta. Se trata sobre la selección adecuada de alimentos.

13. ORGANIZA TU TIEMPO
    a. Aparta al menos 15-30 minutos diarios para ti, no importa cuál sea la situación.

14. CONSIÉNTETE CON UN MASAJE
    —APARTA EL PARLOTEO MENTAL
    a. Todos los días, usa un "champú" para la mente, para limpiarla del estrés. Tu forma de pensar lo es todo.

15. NO FUMES, NO USES DROGAS ILEGALES, NI MEDICAMENTOS EN EXCESO
    a. A la larga, te provocarán estrés.

16. ENAMÓRATE DE TI MISMO Y APRECIA EL AMOR DE LA FAMILIA, INDEPENDIENTEMENTE DE CUÁLES SEAN LOS PROBLEMAS

17. SE UNA PERSONA FELIZ
    a. Evita los pensamientos o las expresiones negativas. Nadie puede resolver los problemas del mundo, así que no te concentres en ellos.

18. VIVE UNA VIDA DE GRATITUD ANTES QUE UNA VIDA DE ARREPENTIMIENTO.
    a. No puedes cambiar el pasado.
    b. Todos los días, di cosas agradables a la gente, como "Te ves fantástico", "Que pases un lindo día" o "Gracias de nuevo".

19. DEJA DE JUZGARTE Y DE CRITICARTE
    a. Eres la creación del Espíritu o de Dios. Él no comete errores.

20. CONOCE CUÁLES SON LAS ENFERMEDADES CUERPO-MENTE O CAUSADAS POR EL ESTRÉS
    a. El estrés provoca el 75% de las enfermedades que nos llevan a ver al doctor. Lo que necesitas el 75% del tiempo es educación acerca del estrés y bienestar.
    b. Evita estudios y procedimientos innecesarios.
    c. Mediante el entendimiento de cuáles son las enfermedades; las he detallado en el Índice Mente-Cuerpo.
    d. Lee Bienvenido a Tu Mente-Cuerpo. Te ahorrará dinero en cuidados médicos, reducirá tu nivel de estrés y resolverá tus problemas con las técnicas recomendadas más arriba.

El Ejercicio y la Diabetes Tipo II

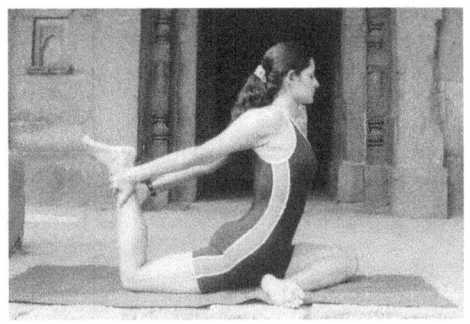

Como dice el Dr. Franklin House, "La actividad física es una medicina." Es bien conocido en el área de la medicina científica que la actividad física afecta fuertemente la pérdida de peso, la resistencia a la insulina y los niveles de azúcar en la sangre.

Por supuesto, una dieta vegetariana es igualmente importante. Puedes hacer todo el ejercicio que quieras, pero dudo que eso solamente funcione, a menos que corras maratones todas las semanas o nades cuatro horas por día.

El Dr. Franklin House recomienda las caminatas, estiramientos, ejercicios de resistencia y entrenamiento intermitente. Yo recomiendo también construir masa muscular, aumentar la resistencia, porque eso tiene un gran efecto en tu metabolismo basal, aumentando la quema de calorías en reposo. El músculo en reposo utiliza de 50 a 80 calorías por día, una buena pérdida de peso. Casi todo el azúcar se metaboliza en los músculos, alrededor del 20% en el cerebro y eso mejora mucho la resistencia a la insulina y baja el nivel de azúcar en la sangre.

Caminar después de las comidas ayuda a controlar el azúcar en la sangre y combate la resistencia a la insulina. Los estiramientos aumentan nuestra flexibilidad. El entrenamiento de resistencia mejora nuestro metabolismo y fortalece nuestros huesos. El entrenamiento intermitente aumenta nuestra resistencia y nos pone en forma aeróbicamente.

Incluso una modesta pérdida de peso, de 5 a 10% puede resultar en un mejor control glucémico. Un buen programa de actividad física puede resultar en una menor necesidad de insulina en diabetes tipo I.

El Dr. House cree que el aumento de la actividad física es el pilar del cuidado de los diabéticos, tan importante como la dieta. Recuerda que el Dr. House tiene 30 años de experiencia en este campo en su clínica de Oklahoma.

El conocimiento de que la actividad física afecta el control de la glucosa en sangre data de los tiempos antiguos. La actividad puede retrasar la pre diabetes e incluso prevenir la diabetes tipo II. La actividad física debe ser la base del tratamiento y la prevención de la diabetes, así como para su detención y eliminación. Puede hacer falta algún medicamento, pero el objetivo debe ser eliminar toda medicación.

El ejercicio hace que la glucosa se utilice para la energía, principalmente a nivel muscular, el mejor lugar. La actividad física mejora la resistencia a la insulina. La actividad física regular funciona a largo plazo mediante un proceso llamado tolerancia mejorada a la glucosa. Cuanto más activo estés, mejor entrenas tu cuerpo para manejar el azúcar. La clave de este proceso es el glucógeno, la forma almacenada de la glucosa en el hígado y en los músculos.

La actividad física retarda la secreción de insulina del páncreas, lo que hace que el hígado y los músculos usen su glucógeno almacenado para mantener el equilibrio de la glucosa en la sangre. Después de la actividad física, los depósitos de glucógeno en el hígado y los músculos deben ser rellenados, lo que significa que más glucosa de la sangre será absorbida por las células. Esta reposición puede durar de 24 a 48 horas, hasta que se repone completamente el glucógeno. Así mejora la sensibilidad a la insulina y ésta envía más glucosa a las células. El nivel de azúcar en tu sangre baja y así va a desaparecer tu diabetes tipo II.

Se considera que la actividad física, combinada con una dieta alta en nutrientes es la manera más eficaz de bajar de peso sin tener que restringir la ingesta de calorías ni hacer una dieta de hambre. Con la pérdida de peso, llega el aumento de sensibilidad a la insulina, lo que te permite reducir los medicamentos orales, y también la necesidad de inyecciones de insulina. La insulina es una hormona que produce aumento de grasa y cuanto menos tengas en tu sangre, mejor será.

El ejercicio regular también reduce la tasa de ataques cardíacos, derrames, cáncer, demencia y enfermedad autoinmune. La actividad física también mejora la función cerebral. La actividad física es importante tanto para el cerebro como para el resto del cuerpo y mejora la memoria. Aumentas el flujo de sangre a tu cerebro, estimulas los factores de crecimiento de las neuronas y reduces los factores de inflamación producidos por la grasa, que causan demencia.

El ejercicio también reduce el estrés, y baja los niveles de esteroides, que son una importante causa de la obesidad. Las personas estresadas tienen grandes barrigas, porque los esteroides producen sobrecalentamiento y obesidad. El ejercicio reduce la depresión y la ansiedad. Una buena caminata tiene el mismo efecto que tomar un Prozac.

Por supuesto, deberías consultar con tu médico antes de empezar cualquier programa de ejercicio. Checa con frecuencia tu azúcar en la sangre, antes, a veces durante y después del ejercicio y algunas veces mucho después, si no te sientes bien, especialmente si cambias a una dieta vegetariana.

Tienes que ser cuidadoso. Te recomiendo que si te cambias a una dieta vegetariana, te tomes un par de semanas antes de empezar un programa intenso de ejercicios, porque el azúcar en tu sangre estará cambiando rápidamente. Por ejemplo, así es como el Dr. House suspende la medicación oral el primer día de su programa de alimentación vegetariana en su clínica. Eso se debe a que el nivel de azúcar en la sangre puede bajar rápidamente y te estás liberando de tu enfermedad. Entonces, la combinación de una alimentación correcta y el ejercicio pueden provocar cambios rápidos en tu nivel de azúcar y tienes que tener mucho cuidado.

En la persona que no controla el azúcar en la sangre, menos de 70 y más de 250 pueden producir cetosis, lo que puede provocar problemas con los riñones y el hígado y, ocasionalmente, hasta pérdida de consciencia y muerte.

Te recomiendo abandonar la triste, loca y tóxica dieta americana y luego empezar a hacer calentamiento, estiramientos, caminatas, checar tu nivel de azúcar, empezar un entrenamiento de resistencia ligero y después iniciar lentamente una actividad aeróbica. Ve aumentando la actividad lentamente a lo largo de uno o dos meses. Si tienes diabetes tipo II, verás grandes beneficios con la combinación de una alimentación correcta y una mayor actividad física.

Por cierto, si tienes disnea o dificultad para respirar, puede significar que te estás excediendo. Así que disminuye un poco el ritmo. Habla con tu médico. Como dije antes, antes de comenzar este programa, asegúrate de hablar con tu médico.

Evita hacer ejercicio durante el pico de insulina. Controla tu insulina una hora antes de la actividad física. Debes estar atento a los síntomas de baja azúcar en la sangre durante la actividad: temblor, nerviosidad, sudor. Controla el azúcar cada 30 minutos durante la actividad, especialmente si es nueva. Detente si el azúcar está por debajo de 70 y te sientes tembloroso, nervioso o confundido. Toma dos tabletas de glucosa o dos caramelos duros o toma medio vaso de jugo de frutas. No te excedas. Si todavía tienes síntomas, vuelve a controlarla en 15 minutos más. Deberías vigilar la hipoglucemia hasta 15 horas después de tu actividad.

La Rutina de Ejercicio

- Calentamiento de cinco minutos
- Cinco minutos de estiramientos
- Algunos minutos de caminata.
- Cinco minutos de levantamiento de pesas.
- 30 a 60 minutos de actividad aeróbica.
- Al menos tres veces por semana.

El Ejercicio, la Diabetes y la Historia

La diabetes fue descrita por primera vez por el Papiro Ebers escrito en el año 1500 Antes de Cristo por un egiptólogo alemán. Hipócrates, médico griego, también menciona el flujo excesivo de orina; también hacía hincapié en la dieta, ejercicio y estilo de vida. Alrededor del año 1000, un médico griego prescribió el ejercicio a caballo como una forma de controlar la diabetes.

En 1857, Claude Bernard vinculó la diabetes con el metabolismo del glucógeno. En 1889 Joseph Mehring y Oscar Mankowski descubrieron que los perros desarrollaban diabetes después de extraerles el páncreas.

Frederick Banting, de la Universidad de Toronto, descubrió la insulina en 1923. La insulina no cura la diabetes, pero los diabéticos pueden vivir más. Hace cincuenta años, la diabetes tipo I era la forma más común. Pero, debido a la dieta tóxica, la diabetes tipo II es ahora el 90% del problema, vinculada estrictamente a la obesidad y el sobrepeso.

La diabetes mellitus es un grupo de enfermedades que afecta el metabolismo, y que se produce por una falla en la producción de insulina, o excesiva o insuficiente. La glucosa es la única fuente de energía del sistema nervioso y también de los grupos musculares, y es el principal combustible para la actividad física y el ejercicio. La insulina es una hormona secretada por las células beta del páncreas.

La tasa de diabetes ha aumentado 40% entre 1997 y 2002. A este ritmo, se duplicará cada diez años, y la obesidad ha sido el problema mayor.

El ejercicio debe ser una gran prioridad. Sólo el 39% de las personas con diabetes tipo II hace ejercicio regularmente, y debemos hacer que eso cambie. Compáralo con el 58% de los no diabéticos que hacen ejercicio con regularidad. El Colegio Americano de Medicina del Deporte, ACSM por sus siglas en inglés, sugiere que el ejercicio es esencial para reducir el progreso de las complicaciones por diabetes—accidente cerebrovascular, ataque cardíaco, amputaciones, ceguera, insuficiencia renal. El ACSM sugiere que el ejercicio es eficaz para controlar la glucosa porque mejora su consumo. El ejercicio disminuye la necesidad de píldoras e inyecciones para la diabetes.

Las modificaciones del estilo de vida parecen ser tan efectivas como la terapia con drogas para prevenir o demorar el progreso de las complicaciones de la diabetes. Los cambios en el estilo de vida, incluyendo la dieta, también pueden prevenir los ataques cardíacos, derrames, demencia, cáncer y enfermedades autoinmunes.

¿Qué sucede durante el ejercicio? Hay varios cambios metabólicos, hormonales y cardiovasculares durante el ejercicio. Los carbohidratos que comes se almacenan en el hígado y músculos como glucógeno. Lo que comes también contiene grasa, que se almacena como triglicéridos en el tejido graso. Durante el ejercicio, mueves los músculos de tus brazos y piernas. Tu corazón late más rápido, pero el flujo sanguíneo aumenta a los músculos activos.

Estos músculos utilizan la energía almacenada sin usar oxígeno. A medida que sigues ejercitándote, hay una provisión de oxígeno disponible para descomponer los carbohidratos, la grasa y la proteína que puede usarse para energía para el ejercicio continuo. Después de cinco a diez minutos, el hígado se vuelve la principal fuente de energía de los músculos activos y produce glucosa. Los depósitos de glucógeno en el músculo se vacían. Después de 20 a 30 minutos de ejercicio continuo, los ácidos grasos, almacenados como triglicéridos en el tejido graso, se empiezan a utilizar además de la descomposición de glucosa hecha por el hígado. Tus músculos se contraen con el ejercicio. El ejercicio activa el transporte de la glucosa a través del GLUT4. El transportador de proteína GLUT 4 ayuda a que los músculos activos aumenten la captación de glucosa.

Tu cuerpo también secreta epinefrina, una hormona del crecimiento, durante el ejercicio. La secreción de insulina se reduce para facilitar que el hígado produzca glucosa. También se libera glucagón para aumentar la producción de glucosa del hígado. Con un ejercicio de intensidad moderada, tu cuerpo utilizará alrededor del 50% de la energía necesaria de los carbohidratos. Con un ejercicio de gran intensidad, la mayor parte de la energía utilizada por tus músculos provendrá de los carbohidratos. Hacia el final de tu sesión de ejercicio, tus músculos se recuperarán por el uso continuado de glucosa durante 20 a 40 horas después de terminar la sesión. Es importante que los diabéticos recuerden esto porque podrían tener hipoglucemia muchas horas después.

Beneficios para la Salud del Ejercicio, para Personas con Diabetes o en Riesgo de Contraerla

- Mejora el control glucémico
- Aumenta el metabolismo y promueve la pérdida de peso
- Reduce el riesgo de síndrome metabólico
- Mejora la sensibilidad a la insulina
- Mejora la presión sanguínea
- Reduce enfermedades como ataque cardíaco, accidente cerebrovascular, cáncer y enfermedad autoinmune
- Reduce el estrés y la depresión
- Aumenta el tamaño y la fuerza de los músculos
- Mejora la flexibilidad
- Mejora la capacidad aeróbica, VO2 max
- Reduce la necesidad de un medicamento para la diabetes
- Aumenta la densidad ósea
- Evita la progresión de la neuropatía periférica
- Reduce la incidencia de la ceguera, amputaciones y trasplantes renales
- Reduce los costos de cuidado de la salud

Los síntomas de la hiperglucemia

- Aumento de la sed
- Aumento del hambre
- Aumento de la fatiga, debilidad, malestar general
- Aumento de la micción
- Visión borrosa
- Respiración rápida y profunda
- Dolor de cabeza
- Náusea, vómito y dolor abdominal
- Sin síntomas

Los síntomas de la hipoglucemia

- Temblores
- Sudor
- Hambre, náusea
- Debilidad
- Dolor de cabeza, mareo

- Confusión, pensamiento lento, dificultad para hablar, dificultad para concentrarse
- Fatiga, somnolencia
- Visión borrosa
- Pulso rápido, fuertes palpitaciones del corazón
- Hormigueo en las extremidades
- Respiración pesada
- Falta de coordinación
- Sin síntomas

Pautas a seguir para las personas con diabetes

- Revisa tu glucosa en sangre antes y después de la sesión de ejercicio. Si usas insulina o ciertas píldoras para la diabetes, estás en riesgo de hipoglucemia durante y después del ejercicio y la actividad física. Si usas insulina y la glucosa en sangre antes y después del ejercicio es inferior a 110, debes ingerir 15-30 g de hidratos de carbono.
- Si tomas pastillas para la diabetes, que te ponen en riesgo de hipoglucemia, y tu glucosa en sangre está por debajo de 90, debes ingerir 50 a 30 g de hidratos de carbono.
- Si usas inyecciones diarias, reduce la dosis de insulina de acción rápida de un 30 a 50 % en la comida cercana al ejercicio y la actividad física para evitar la hipoglucemia.
- Si usas la bomba de insulina, reduce la dosis de 30 a 50 %, 30 a 60 minutos antes del ejercicio
- Si tienes diabetes tipo I y tu nivel de glucosa antes del ejercicio es de 250 mg o más, checa las cetonas
- Si tu nivel de glucosa en la sangre aumenta por encima del valor del punto de partida, ten cuidado al tomar una dosis corregida.
- Si tienes diabetes tipo II, y no te sientes bien, usa la insulina según las indicaciones de tu médico. Y si la glucosa en sangre está cerca de 400, no debes hacer ejercicio.
- Lleva bocadillos que contengan de 15 a 30 g de carbohidratos, como alimentos, jugo, tabletas de glucosa para el tratamiento de la hipoglucemia.
- Bebe líquidos antes, durante y después de la actividad a lo largo del día.
- Evita hacer ejercicio cuando hace mucho calor.
- Evita el ejercicio en clima frío.

- Lleva tu identificación médica.
- Si te tomas un tiempo para curarte, reinicia la actividad a una intensidad mucho menor y ve aumentándola gradualmente.

Estiramiento Correcto

Es muy importante realizar un estiramiento relajado y sostenido concentrando tu atención en los músculos que se están estirando. No cambies rápido de uno a otro.

- Estírate diariamente para aumentar la movilidad de las articulaciones. Al aumentarla, aumenta tu rango de movimiento.
- Debes estirar todos los grupos musculares 6 días por semana.
- Haz los estiramientos después de haber calentado.
- Pasa más tiempo con las áreas tiesas.
- Esto es esencial, mantén el estiramiento de 10 a 30 segundos.
- El estiramiento debe ser estático, sin brincar.
- Hazlo suavemente. Si duele, no lo hagas.
- Respira profundamente mientras te estás estirando. Es relajante.

Entrenamiento de resistencia

- Haz un calentamiento, una caminata rápida u otra forma de actividad aeróbica durante cinco minutos.
- Prueba cuál es el peso máximo que puedes levantar de una vez sin lastimarte y entrena al 50 a 80% de eso, el 80% representará la mejora máxima.
- Empieza haciendo una serie de 10 repeticiones de cada actividad.
- A medida que progreses, prueba con dos series de 10 y luego tres. Cuando ya hagas tres series, aumenta el peso.
- Hazlo con el mayor rango de movimiento posible.
- Más rápido no es mejor.
- Haz entrenamiento intermitente, 60 sesenta segundos entre series. Encontrarás que es más fácil hacer cien abdominales si haces una serie de 10, descansas contando hasta diez, luego haces otra serie, y así sucesivamente hasta llegar a las 100.

- Empieza los entrenamientos trabajando los grupos musculares mayores y luego sigue con las estructuras musculares más pequeñas, piernas, espalda y brazos.
- Es más fácil aumentar la fuerza muscular si haces entrenamientos breves e infrecuentes, así que trata de hacer entrenamiento de

resistencia dos o tres veces por semana, sin exceder los 30 minutos por sesión.

* Debes permitir que tus músculos se recuperen después del entrenamiento de resistencia. Debe haber al menos 48 horas entre sesiones de ejercicio, pero no más de 96 horas.
* Haz entrenamiento de resistencia día por medio. Mantente concentrado.
* Es importante respirar correctamente. No retengas la respiración en el momento de levantar pesas.

Entrenamiento Intermitente

El Dr. Franklin House cree que el entrenamiento intermitente es la clave para aumentar la actividad física entre los estadounidenses sedentarios. Es una actividad no continua que incorpora un descanso activo de una fracción de minutos de actividad moderada. Los beneficios del entrenamiento intermitente vienen sólo después de una actividad física de intensidad moderada e intervalos cortos de descanso. Haces que tu cuerpo trabaje un poco, luego lo dejas reposar un poco, y luego haces que trabaje de nuevo y así sucesivamente. Lo logras con cinco latidos por encima de tu meta de ritmo cardíaco, después descansas a cinco latidos por debajo de tu meta de frecuencia cardíaca. No detienes la actividad por completo, la reduces lo suficiente para descansar. Por ejemplo, corres, luego caminas —sin detenerte— luego corres otra vez. Podrías suponer que durante esos períodos de descanso, te estás tomando tu tiempo. De nuevo, obtienes los mismos beneficios para la salud si descansas durante tu actividad que los que no descansan. De hecho, obtienes más beneficios, mucho mayores, de mayor pérdida de peso y grasa corporal, con el entrenamiento intermitente. Esto se ha comprobado científicamente y es mucho más probable que participes en este tipo de entrenamiento, ya que no tienes que sufrir dolor para obtener beneficios.

Por Qué Funciona

La energía para la actividad proviene de dos fuentes metabólicas básicas, el metabolismo del oxígeno y el metabolismo muscular anaeróbico.

La aptitud anaeróbica es una gran explosión de energía en periodos muy cortos; como las carreras de velocidad o levantar pesos pesados. La intensidad de la actividad excede la capacidad del corazón y los pulmones de llevar oxígeno a los músculos que están trabajando. Entonces, el metabolismo se realiza anaeróbicamente; la actividad anaeróbica produce fuerza. Pero, ¿cuál es el estándar de la salud, el buen estado físico y el bienestar? Lo que cuenta es tu VO2 Max. Allí es donde entra el entrenamiento intermitente, porque al practicarlo, con sus periodos de descanso después de ejercitar a alta intensidad, evita que el cuerpo metabolice anaeróbicamente. La intermitencia mantiene al entrenamiento en la zona aeróbica. Eso significa que cualquier deuda de oxígeno acumulada durante las partes intensas de la actividad, se paga durante los intervalos de descanso. Las actividades anaeróbicas son menos dolorosas y, por lo tanto, es más probable que las sigas a largo plazo.

La actividad anaeróbica utiliza el glucógeno, la forma de azúcar almacenada en las células musculares. El uso de glucógeno produce ácido, o ácido láctico, que en palabras simples, es la materia que hace que los músculos sientan ardor durante la actividad física intensa, disminuya el metabolismo de grasas e incluso contribuya a la falta de motivación. Cuando el entrenamiento es demasiado intenso, demasiado duro o demasiado largo, tu cuerpo salta la fase aeróbica en la que se quema la grasa y en cambio quema glucógeno, y produce ácido láctico. Una vez más, el ejercicio físico intenso hace producir grandes cantidades de ácido láctico, especialmente en personas previamente sedentarias. Cuanto más inactivo hayas estado, más dolerán o arderán tus músculos si empiezas de repente una actividad intensa. Esas son muy buenas razones para hacer entrenamiento intermitente.

Encuentra tu meta de frecuencia cardíaca y úsala para entrenar. Resta tu edad en años a 220, y multiplica el resultado por .65. Esa es tu meta de frecuencia cardíaca; tu zona de entrenamiento estará cinco latidos por debajo y cinco por encima de tu meta. Este es un método simple para determinar tu meta de frecuencia cardíaca y zona de entrenamiento.

Ajusta la Intensidad de tu Entrenamiento

- Ponte la meta de hacer ejercicio 5 a 6 días por semana.
- Aumenta gradualmente el tiempo de entrenamiento cada día hasta llegar a 60 minutos por día.
- Cuando estés haciendo ejercicio una hora, cinco o seis días por semana, aumenta gradualmente tu zona de entrenamiento cinco latidos por minuto.
- Eventualmente, querrás llegar a 60 a 75% de tu meta de frecuencia cardíaca.

Una vez que conozcas tu zona de entrenamiento, podrás empezar tu actividad. El entrenamiento intermitente está diseñado para las actividades cardiovasculares como caminar, correr, nadar, esquí a campo traviesa, subir escalones. O incluso hasta una caminata por WalMart durante unos minutos, y a partir de ahí aumentas hasta llegar a tu zona. Si te cansas, baja el ritmo y luego aumenta otra vez la intensidad hasta llegar a los cinco latidos permitidos por encima de tu meta de frecuencia cardíaca.

Pre Diabetes–
Una Oportunidad Única

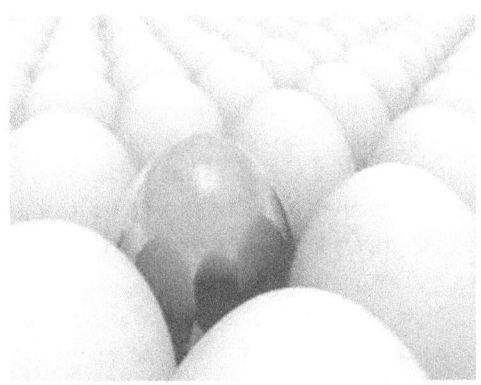

Hay alrededor de 60 millones de personas con pre-diabetes viviendo en los Estados Unidos. Aproximadamente, una de cada cuatro personas que viven en los Estados Unidos son pre-diabéticas— da miedo. Cincuenta millones de personas tienen el síndrome metabólico, una combinación de síntomas que pueden conducir a la diabetes. Esto no puede suceder en una nación, el sufrimiento y el costo son incalculables.

Sin embargo, también es una oportunidad única, dado la que la diabetes tipo II puede prevenirse, revertirse y detenerse la gran mayoría de las veces, comiendo una dieta densa en nutrientes y haciendo ejercicio.

Si te diagnosticaron con el análisis de tolerancia a la glucosa, tienes una tolerancia a la glucosa disminuida. Te dan algo azucarado para beber y controlan tu azúcar en la sangre cada hora durante tres horas. La prueba de tolerancia a la glucosa parece detectarla en más personas que el análisis de glucosa en ayunas. Este último análisis se hace en la mañana, después que hayas ayunado al menos ocho horas. Los niveles de azúcar en la sangre tienden a ser más bajos en la mañana. Si fallas en los exámenes y pero la mayor parte del tiempo tus niveles son normales, eres pre-diabético y tienes alta probabilidad de desarrollar diabetes tipo II. 90% de los diabéticos tipo II se convierten en diabéticos tipo I.

La pre -diabetes es en realidad pre diabetes tipo II. Recuerda que la tipo I implica la falta de insulina debido a una enfermedad autoinmune.

La pre-diabetes es una forma leve de la diabetes tipo II. Tienes resistencia a la insulina y tienes elevados niveles de insulina, por más que la glucosa en la sangre esté en un nivel normal. Esa es la cuestión. Por eso, si tienes sobrepeso o eres obeso, el mejor análisis es el de insulina sérica. Puedes tener altos niveles de insulina aunque la prueba de glucosa en sangre sea normal. Un nivel de insulina elevado indica la condición pre-diabética. Y puede anticipar la diabetes tipo II en 5a 10 años.

Recuerda que la insulina, además de conducir el azúcar a las células, también causa obesidad, ayuda a almacenar grasa y provoca inflamación. Es decir que, antes de tener diabetes y sin mostrar signos externos de ella, tu cuerpo está siendo destruido por la enfermedad vascular, ataques cardíacos, accidente cerebrovascular, cáncer, pérdida de memoria y neuropatía diabética, mientras el nivel de glucosa en tu sangre aún es normal. Hazte la prueba de insulina sérica si tienes sobrepeso.

Me sucedió ayer. Un paciente con sobrepeso severo, a quien había operado de un problema en la columna, vino a una consulta final. Según mi costumbre, me fijé en el resto de su salud, y ya había indicado una batería de estudios; perfil lipídico, triglicéridos, colesterol HDL, LDL, proteína C reactiva, glucosa en la sangre e insulina sérica.

Le dije, «buenas noticias, tu azúcar en la sangre es normal», su HDL era bajo, el LDL estaba en el límite, pero cuando me fijé en la última prueba, «Eureka», un nivel muy alto de insulina sérica. ¿Adivina qué? Era pre-diabético. También tenía el síndrome X, síndrome metabólico, obesidad, intolerancia a la glucosa, resistencia a la glucosa, LDL en el límite e hipertensión. Estaba muy feliz con los resultados de la cirugía de la espalda, pero tuve que arruinarle el día con la verdadera historia. Lo agradeció mucho, sin embargo, porque en definitiva, probablemente le salvé la vida. Me pareció un individuo muy motivado. Su proveedor de salud no había detectado la realidad; lamentablemente, eso no es inusual.

Anoche, cuando estaba de guardia, vi a un paciente con hemorragia cerebral. Creo que sobrevivirá a eso. Se había jubilado después de 33 años de trabajar en General Motors y pasaba todo el tiempo en el sofá. Él tenía síndrome metabólico declarado, todos los marcadores que puedas imaginar, y luego sucedió algo muy afortunado; la esposa y la hija me reconocieron como el fundador del Instituto Mente-Cuerpo. ¿Adivina a dónde irá cuando termine con él? Creo que lo haré superar su hemorragia cerebral.

Ambos pacientes tenían síndrome metabólico, pero era mucho más obvio en uno que en el otro, si bien ambos tenían la forma de manzana, que facilita mucho el diagnóstico.

La pre-diabetes evoluciona a diabetes tipo II, del 30 al 70% de las veces, aunque un tercio de los pacientes puede revertir la condición y volver a tener un nivel normal de azúcar en la sangre bastante rápido. Creo que la tasa puede ser hasta del 90% en 60 días si sigues una estricta dieta vegetariana densa en nutrientes y haces ejercicio.

Tienes que deshacerte de tu pre-diabetes; aunque tu azúcar en la sangre aún sea normal, de todos modos tienes una condición seria que puede ocasionarte las mismas complicaciones que si tuvieras diabetes: enfermedad cardíaca, enfermedad vascular, ceguera, insuficiencia renal y diálisis, neuropatía, demencia y mayor riesgo de cáncer.

No es inusual un ataque cardíaco repentino, incluyendo la muerte, sin previo aviso. No es inusual que un pre-diabético o un diabético mueran de un ataque cardíaco repentino, sin haber tenido síntomas previos.

El síndrome metabólico sucede cuando la resistencia a la insulina va de la mano con la diabetes. Más del 40% de los estadounidenses tienen síndrome metabólico— increíble y aterrador. La cantidad de enfermedades que se avecina llenará los hospitales hasta el tope, y tal vez hasta la morgue. Es atemorizante, pero recuerda que la podemos detener, prevenir y revertir.

La Diabetes durante el Embarazo

Lo último que quieres cuando estás embarazada es la diabetes. Entonces, la prevención es extremadamente importante. Los niveles de azúcar en la sangre fuera de control dañan considerablemente al bebé. Es común que haya daño en el sistema nervioso central y la médula espinal. Hidrocefalia y Espina Bífida, he visto esto con frecuencia en las diabéticas durante mis 41 años de práctica. La conclusión es que si eres pre-diabética o diabética y quedas embarazada, aumenta mucho más el riesgo para ti y para tu bebé. Los bebés de madres diabéticas muchas veces pesan hasta 5 kilos y los partos son muy difíciles.

Si desarrollas diabetes durante tu embarazo, se llama diabetes gestacional, o quizá ya la tuvieras desde antes de embarazarte. Eso pone a tu bebé en riesgo. Entre el 4 y el 7% de las mujeres tienen diabetes gestacional, alrededor de 150,000.

Generalmente aparece en la segunda mitad del embarazo, aunque puede presentarse antes. Normalmente, el médico obstetra pide un análisis de tolerancia a la glucosa a las 21 semanas de embarazo para ver cuál es la situación, especialmente si aumentas mucho de peso. Entonces, es muy importante evitar el sobrepeso en el embarazo. Te arriesgas mucho y también a tu bebé.

La genética y la obesidad pueden llevarte al límite debido a los cambios hormonales del embarazo, y provocar resistencia a la insulina. La diabetes gestacional generalmente desaparece después del parto. Sin embargo, de nuevo, predice el futuro y tienes muchas más probabilidades de desarrollar diabetes tipo II.

Tanto la diabetes preexistente como la gestacional ponen en riesgo de defectos congénitos al bebé. Muchos son muy graves, especialmente las deformidades del cerebro y la médula espinal. También son frecuentes los abortos. Muchos bebés de madres diabéticas son muy grandes y los partos son muy difíciles. Es importante tomar precauciones antes del embarazo para evitar todos estos problemas graves para el bebé si eres pre-diabética o diabética.

Complicaciones de la Pre-diabetes

La diabetes y la pre-diabetes te auguran una gran cantidad de enfermedades debido a que el azúcar se adhiere a las proteínas y produce AGEs. Glicación es el término utilizado para esta fijación de azúcar y proteína.

La acumulación de AGEs desconecta pequeños vasos sanguíneos que causan la muerte de células cerebrales, la enfermedad microvascular, la enfermedad macrovascular, ataques cardíacos y accidentes cerebrovasculares, incluyendo la ceguera. La pre-diabetes aumenta el riesgo de estas complicaciones en un 50%.

Puedes reducir tus probabilidades de desarrollar estas enfermedades comiendo una dieta vegetariana con alimentos de alta densidad de nutrientes y haciendo ejercicio regularmente. Afortunadamente, estas enfermedades pueden detenerse, prevenirse o revertirse. Por desgracia, un buen control de azúcar en la sangre no es suficiente, tienes que deshacerte de esta enfermedad y quitar al mono de tu espalda.

El Adolescente

Muchos adolescentes tienen pre-diabetes debido al sobrepeso o la obesidad. Es probable que un tercio de los adolescentes tengan síndrome metabólico. Muchas veces, durante el primer año de universidad, aumentan como 10 kilos de peso, preparando el escenario para la diabetes. Es una buena idea realizar estudios de nivel de insulina y perfil lipídico a tus adolescentes con sobrepeso, porque predicen el futuro.

La insulina separa la grasa de los alimentos; además, las células grasas siguen produciendo estrógeno, lo que aumenta la incidencia de cáncer de mama. Recuerda que cuando elevas el nivel de insulina por el nivel normal de azúcar, aún sufres los efectos de los altos niveles de insulina, mayor deposición de grasa, inflamación, y enfermedad vascular. Hay una cantidad de sustancias químicas en las células grasa, leptina, que aumentan el almacenamiento de grasa. Hazte estudios para saber si tienes pre-diabetes, especialmente si hay antecedentes familiares o si tienes sobrepeso.

MEDICACIÓN

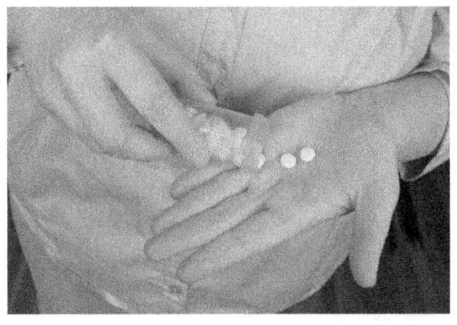

«Debes convertirte en tu propio páncreas» El primer paso para controlar el azúcar, por supuesto, es la educación. Por eso lo estoy haciendo, con este libro, para tratar de motivar a las gente para el bienestar. Debemos comprender totalmente qué es el tipo I y el tipo II y conocer la diferencia entre ambos.

Te hemos enseñado una manera correcta de comer: alimentos de bajo índice glucémico, cereales integrales, legumbres y fruta.

¿Qué pasa con la medicación que has estado tomando?

Este es un tema muy complejo y necesitarás la ayuda de tu proveedor de servicios de salud, especialmente si sigues al 100% la dieta densa en nutrientes. Tu nivel de azúcar en la sangre podría bajar rápidamente si te estás liberando de tu enfermedad, y debería estabilizarse una vez que hayas establecido por completo tu nueva forma de comer.

Para los diabéticos tipo I, el Dr. Banting y el Dr. Best descubrieron la insulina en 1920 y desde entonces está disponible en alguna forma. Incluso ahora puede producirse y tenemos muchas formas de administrarla: mediante inyecciones, por vía nasal y dispositivos implantables.

Los diabéticos tipo II tienen muchas medicinas a su disposición y se están descubriendo otras nuevas todo el tiempo. Algunas estimulan al páncreas para que secrete más insulina, otras estimulan al hígado y algunas mejoran el metabolismo del azúcar a nivel muscular.

Puedes influir mucho en tu nivel de azúcar en la sangre según lo que comas, cuanto ejercicio hagas y el tipo de medicina que estés tomando. El mejor control y el más importante son tus hábitos alimenticios.

Si sigues al pie de la letra el programa para bajar de peso, quizá no sea necesario restringir la cantidad de comida ni contar las calorías. Francamente, depende del tipo de alimentos que comas.

Drogas que se Utilizan

La cantidad de medicamentos que se utilizan ha aumentado enormemente. Son caros y tienen muchos efectos secundarios. La mayoría toma más de un medicamento. Los pacientes diabéticos también toman muchos otros medicamentos para tratar las complicaciones de la diabetes, medicación para el corazón, para la neuropatía, para la enfermedad renal y disfunción de la retina, y medicinas para la diabetes de diferentes tipos y en combinaciones distintas. Debes concentrarte en la causa subyacente de la diabetes.

Algunos medicamentos aumentan la producción de insulina como Glybutaride, Glpizide, y glimepirida.

Estos son las sulfonilureas. Son el tipo más antiguo de medicamentos. Los efectos secundarios más graves son las reacciones hipoglucémicas.

Algunos medicamentos disminuyen la producción de insulina y aumentan la resistencia a la insulina. La metformina se utiliza comúnmente para eso. La metformina literalmente es una clase de medicamento, al menos en los Estados Unidos, donde no está disponible ningún otro miembro de esta familia de drogas. Es el medicamento que más se usa como primera línea de tratamiento para la diabetes, y por buenas razones. Esta medicación es muy eficaz para muchas personas, y también existe un genérico barato. A diferencia de otras medicinas para la diabetes, tiende a promover la pérdida de peso y no el aumento. La metformina trabaja reduciendo la cantidad de glucosa que produce el hígado. No hay que tomarla antes de las comidas para que sea efectiva. El principal problema con la metformina es que a muchas personas les produce efectos gastrointestinales significativos, especialmente hinchazón, gases y diarrea.

Se utilizan muchos otros medicamentos para la diabetes tipo II y necesitas saber todos los detalles sobre el uso de la insulina, y tener una muy buena relación con tu proveedor de atención médica para que te dé el mejor tratamiento y te evite problemas. No puedo hacer más hincapié en esto: tienes que saber todo acerca de las medicinas que estás tomando. Es un tema demasiado complejo como para tratarlo en este libro.

Mi principal objetivo es que te deshagas de la diabetes tipo II mediante una dieta correcta y ejercicio. Mientras tanto, debes ajustar tus medicamentos con tu médico, cuando te estás liberando de tu enfermedad. No quiero que tomes ningún medicamento, dentro de lo posible, para evitar la multitud de efectos secundarios y los costos. Ciertamente, algunas personas necesitan seguir tomando una medicación oral de insulina, pero yo puedo decir que la gran mayoría no necesita medicación, o al menos usar mucho menos, si hacen ejercicio y comen una dieta vegetariana de alta densidad de nutrientes, junto con algunos frutos secos, semillas de lino y vitaminas.

Resumen

Espero haberte motivado para que hagas un cambio. Si necesitas más ayuda para eso, escribí un libro, *El Secreto de la Motivación para el Bienestar*, que te puede ayudar. También escribí un libro titulado *La Psicología de la Forma de Comer*. La comida es una droga y para algunos de nosotros es difícil cambiar, incluyéndome. Tus papilas gustativas pueden cambiar completamente en 30 a 60 días. Yo ya ni pienso en muchos alimentos malos. Ni siquiera pienso en ellos; no los quiero y no los como. La carne no significa nada para mí. Eso sucede después de un tiempo de alimentarte bien.

Recuerda que cuando te diagnostican con diabetes tipo II, el 50% de las células beta de tu páncreas ya han desaparecido. Debes ponerte a trabajar rápidamente. El mejor momento es durante la etapa pre-diabética. Si tienes síndrome metabólico, tienes sobrepeso, tienes forma de pera o manzana, pon manos a la obra rápido. Tu insulina sérica puede estar alta y debes ponerte a trabajar porque la enfermedad crónica ya se está formando en tu cuerpo.

Si sigo la dieta vegetariana alta en nutrientes, bajo medio kilo por día. Si la sigo al 80%, bajo de peso más lentamente y a veces eso es mejor cuando ya has bajado mucho de peso.

Te recomiendo mucho el ejercicio intermitente. Yo camino rápidamente alrededor del perímetro de la cancha de tenis, luego corro un poco y así sucesivamente. Eso es estimulante y funciona muy bien para mí. Estoy levantando pesas al 80% y fortaleciéndome cada día más; a los 74 años, planeo vivir hasta los cien, sano y con la mente clara. Me sentiría honrado si haces lo mismo.

No dudes en escribirme y mandarme algunas fotos. Después de todo, ¡estoy haciendo esto porque me preocupo por ti! Y recuerda que el 90% de los diabéticos tipo II se convierten en diabéticos tipo I.

En Camino a la Curación

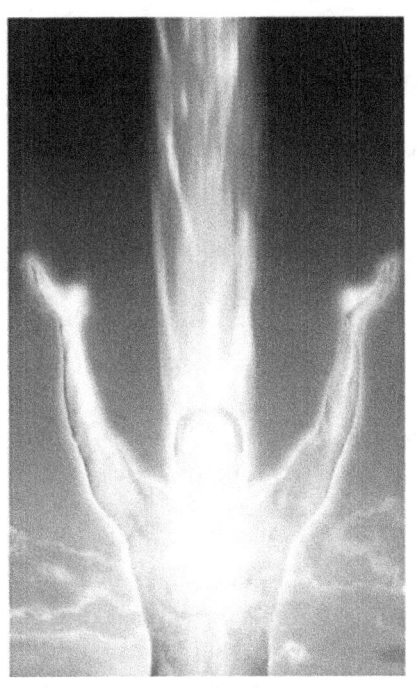

Depende de nosotros. Muchas personas que vienen al altar del cambio tienen desafíos emocionales. Incluso, algunas están deprimidas. Están sufriendo, o simplemente comen por ansiedad y problemas emocionales. Eso es común en muchos de nosotros, incluyéndome. Hay crecientes tasas de depresión en todas las etnias. Los que están deprimidos por la situación económica tienen más probabilidad de tener sobrepeso. Es muy evidente para mí cuando veo todos los días a los que llegan a la clínica de diálisis que está debajo de mi consultorio. Los diabéticos están el doble de deprimidos que las personas normales. Entonces, un enfoque holístico del problema es muy apropiado.

La falta de motivación y la falta de información sobre una vida sana constituyen un serio problema para mucha gente. Muchos diabéticos tipo II no tienen ni idea del significado de la resistencia a la insulina y su relación con el sobrepeso. Debo decir que veo lo mismo en una cantidad importante de médicos. O, por lo menos, no parecen estar motivados por eso. Rara vez conozco a un diabético tipo II, cuyo médico le insista constantemente que baje de peso. Debo admitir que los pacientes no se van de mi consultorio sin material de lectura ni educación, incluyendo CDs, DVDs, libros, invitaciones a conferencias o citas de seguimiento. Quizá sea molesto para muchos de ellos, pero casi nunca se van de mi consultorio sin darse cuenta de que me preocupo por ellos. La neurocirugía es mi trabajo, pero el bienestar es mi pasión, porque realmente me preocupo por el bienestar del paciente.

Necesitamos una mentalidad de propietarios y también grupos de apoyo. Todos los que tienen un problema de sobrepeso u obesidad necesitan un amigo o un grupo que los ayude. La comida nos da placer mediante sustancias químicas que nos hacen sentir bien. Comiendo evitamos el dolor. Y luego nos sentamos o acostamos y no hacemos ejercicio—un camino destructivo hacia la mala salud. Podemos aprender a remplazar el placer inmediato por los beneficios a largo plazo. Pero debemos ser educados sobre estos temas para motivarnos a hacerlo. ¿Cómo provoca el estrés un mayor riesgo de diabetes? Por la sobreproducción de cortisol, una hormona que contrarresta el efecto de la insulina, y que eleva el azúcar en la sangre. Lo hace a través de los efectos de la corteza suprarrenal. Ésta libera glucosa y esteroides y, a su vez, estimula al hígado para que libere azúcar y colesterol. El cortisol, la hormona del estés, provoca resistencia a la insulina y afecta el procesamiento de las grasas y proteínas. El cortisol es un antagonista de la insulina y dificulta la entrada de la glucosa a la célula; como resultado, aumenta el azúcar en la sangre. El cortisol también aumenta la grasa abdominal, con muchas sustancias químicas destructivas, resultando en diabetes y síndrome metabólico.

El síndrome metabólico es un factor de riesgo de diabetes tipo II, hipertensión, nivel alto de triglicéridos, bajo HDL y alto LDL. El manejo del estrés es crítico para tener una buena salud. Las personas con depresión tienen dificultades para controlar su nivel de azúcar en la sangre; comen demasiado y tienen más probabilidad de desarrollar malos hábitos.

La depresión hace difícil seguir una dieta correcta. La gente deprimida hace menos ejercicio. La depresión disminuye la respuesta inmune, aumenta la respuesta inflamatoria y conduce a la resistencia a la insulina.

Los síntomas de la depresión incluyen tristeza, sensación de vacío, desesperanza, inutilidad o impotencia, pérdida de interés o placer en pasatiempos y actividades que antes se disfrutaban, aumento de la fatiga y la disminución de energía, dificultad para concentrarse y tomar decisiones, insomnio, cambios de peso, y pensamientos de muerte o suicidio.

No permitas que la depresión y la diabetes te derroten. Es importante aceptarte. No importan los malos hábitos que hayas tenido, acéptate y date cuenta de que efectivamente puedes cambiar. Todos nosotros hemos tenido algunos malos hábitos en algún momento, incluyéndome a mí, que sé mucho sobre los buenos hábitos y todavía lucho con mis pensamientos, pero ahora tengo un peso normal de 66 kg. Muchos de mis pensamientos sobre la comida ahora son subconscientes; ni siquiera pienso en comer carne—no me interesa—pero tengo que tener cuidado con los productos azucarados. Tienes que superar las creencias irracionales. Y no, no tienes que preocuparte por la proteína, como estaba tratando de decirme el otro día, la esposa excedida de peso de un médico. "Si cuido lo que como, no voy a obtener suficiente proteína. " Le recordé que los elefantes sólo comen vegetales. No estoy seguro de que le haya gustado. Y no, el queso no es bueno, como trataba de decirme mi hija el otro día; tiene 80% de grasa. Puede resultarte difícil deshacerte de las creencias irracionales. Lo que hacen es distorsionar la realidad. Cambia las creencias irracionales por una manera sana de pensar. Infórmate sobre una alimentación correcta. Quizás, con el tiempo, algunos pensamientos sobre la comida pueden llegar a ser automáticos, pero tendrás que pasar por un proceso de pensamiento primero y entender lo que es una buena alimentación. Y comprender la psicología de la forma de comer. La comida es una droga, no lo olvides. Cambia tu parloteo mental tóxico. No eres incapaz ni estúpido. Piensa positivamente; visualiza cómo te gustaría verte dentro de seis meses— todos los días.

Aunque estés deprimido, puedes empezar una dieta vegetariana. Una dieta vegetariana tiene alto contenido de triptófano, un precursor de la hormona serotonina que te hace sentir bien. El tofu es una buena fuente de triptófano, igual que las semillas de linaza y el omega-3.

El Omega-3 y el 6 son ácidos grasos esenciales. Nuestros cuerpos no los producen. El Omega-3 es necesario para el cerebro, y debemos comer alimentos que lo contengan. Las nueces, el aceite de linaza y el pescado son buenas fuentes de omega-3, para mejorar la función cerebral.

La falta de sueño también conduce a la depresión y la diabetes tipo II. Fumar a veces también provoca un aumento de riesgo de diabetes tipo II. La motivación es esencial; aquí hay 39 técnicas de motivación para ayudarte a tener éxito. También, puedes visitar www.amazon.com, donde tengo un libro, *Motivación para el Bienestar*. La motivación es la clave para cambiar tus hábitos y convertirte en una persona más sana y feliz.

1.	Mente-Cuerpo-Espíritu	13.	Auto Motivación
2.	La Voluntad de Vivir	14.	Pensamiento Positivo
3.	Propósito	15.	Ejercicio y Ritmo
4.	Motivación para Cambiar	16.	La Danza de la Vida
5.	Motivación para la Felicidad	17.	Autodisciplina y Entusiasmo
6.	Motivación de Alimento	18.	Música
7.	Eventos Transformadores	19.	Autoestima
8.	Creatividad	20.	Respeto
9.	Sueño	21.	Motivación Espiritual
10.	Buenos Hábitos	22.	Meditación
11.	Visualización	23.	Respiración
12.	Puedes si crees que puedes	24.	La Respiración

Otros libros del Dr. Kachmann:

Bienvenido a tu Mente Cuerpo (con Kim Kachmann-Geltz)
Mente, Cuerpo y Espíritu: Un enfoque con sentido común para bajar los costos médicos y de seguros y crear un estilo de vida saludable
El Llamado de la Vida: Veinte recetas para vivir la buena vida
  - Guiones para Niños: Justo lo que recetó el doctor
El Secreto de la No Dieta para Niños
  (con Courtney L. Hartman y Mee Kyang Shim)
Nocebo: El Gemelo maligno del placebo
El Secreto de la No Dieta (con Kim Kachmann-Geltz)
Secretos para Motivarte hacia el Bienestar
La Psicología de la forma de comer
El Secreto para Revertir la Diabetes Tipo II en 60 Días

Y los siguientes DVDs:
El Secreto de la No Dieta para Adultos
El Secreto de la No Dieta para Niños
La Mente y el Estrés
La Mente y el Cáncer
La Mente Cuerpo y Espíritu
Medicina China
Placebo y Nocebo, el Gemelo Maligno
Dolor Crónico y Agudo
El Secreto de Una Madurez Saludable
Prevenir y Revertir los Dolores de cabeza de la Diabetes Tipo II
Hipersomnolencia
La Psicología de la forma de comer
Índice de Longevidad Mental
La Comprensión de la Aptitud
El Secreto para Dejar de Fumar
El Fraude de la enfermedad de Alzheimer
El Fraude del Dolor Crónico
Método de Sanación Holística para la curación del dolor crónico a través del método holístico

Todos estos títulos, y muchos más, se pueden encontrar y comprar en línea a través de www.kachmannmindbody.com, www.Amazon.com, www.BarnesAndNoble.com, www.Borders.com, y otros.

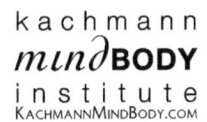